敞开"心"扉，悦纳人生

孙喜蓉　主编

上海科学普及出版社

上海市浦东新区
卫生健康委员会科普项目
（PWKP2021B-18）

本书编委会

名誉主编: 赵旭东　胡承平

主　　编: 孙喜蓉

副主编: 王　强　张　洁　袁　杰　孙一颖　童　捷

编委名单: (按汉语拼音首字母排序)

图书在版编目（ＣＩＰ）数据

敞开"心"扉，悦纳人生 / 孙喜蓉主编. —上海：
上海科学普及出版社，2022.12（2024.4重印）
ISBN 978-7-5427-8318-9

Ⅰ．①敞… Ⅱ．①孙… Ⅲ．①心理保健－普及
读物 Ⅳ．①R161.1-49

中国版本图书馆 CIP 数据核字(2022)第 209897 号

责任编辑　陈爱梅

敞开"心"扉，悦纳人生
孙喜蓉　主编
上海科学普及出版社出版发行
（上海中山北路 832 号　　邮政编码　200070）
http://www.pspsh.com

各地新华书店经销
开本 787×1092　　1/16
2022 年 12 月第 1 版

河北环京美印刷有限公司
印张 20.125　字数 250 千字
2024 年 4 月第 2 次印刷

ISBN　978-7-5427-8318-9　定价：68.00 元

序一
Preface 01

德国著名系统性家庭治疗之父 Helm Stierlin 教授曾提出家庭派遣理论，认为子女会基于对父母的忠诚，担负起父母在意识或无意识层面派遣给自己的各种父母未能实现的愿望或追求，但在此过程中都可能触发心理紊乱。这也就预示着我们从出生开始的整个人生中，可能会受到各种因素影响下，面临心理健康问题的困扰。国务院印发的《"健康中国 2030"规划纲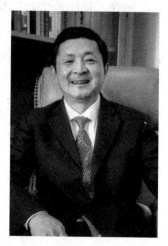要》也提出"共建共享、全民健康"是建设健康中国的战略主题，指明了心理健康将作为我国卫生体系改革的未来方向。

我国心理卫生服务始于 20 世纪 80 年代，历经误解、认知、重视的发展过程。随着进入社会转型期和矛盾凸显期，不同人生观、价值观的重塑和个人心态重整，环境适应和家庭关系的变化，都迫切需要健全和完善具有中国特色的心理健康服务。如今，人们逐渐改变了对精神疾病根深蒂固的歧视和偏见，会积极主动地寻求专业的心理卫生服务。通过浅显易懂的方式去普及心理卫生知识，可能是人们最简便和直接的方式了解自己的心理，寻找到内心疑惑的原因和答案。

新冠肺炎疫情让心理健康再次进入社会各界的视野，如何在特殊时期进行正确的自我心理调适、如何识别自己的负性情绪，都可能让我们有效抵御心理应激带来的各种心理问题。大力推广心理保健知识科普，提升全社会的心理免疫力，可能是当务之急。本书《敞开"心"扉，悦纳人生》收集来自公众最为关心的诸多心理问题，通过心理卫生工作者的专业解答，让读者能敞开心门，了解自己的内心世界，从容地应对生活中的种种问题。

在此，特别鸣谢上海市浦东新区卫生健康委员会科普项目、上海市浦东新区医学会精神医学专业委员会的大力支持，感谢上海市浦东新区精神卫生中心、同济大学附属精神卫生中心所有编委们的辛勤付出。同时，向关注并携手致力于医学科普事业发展的上海科学普及出版社表示衷心的感谢！

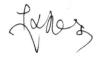

院长 主任医师 博士生导师

上海市浦东新区精神卫生中心

同济大学附属精神卫生中心

同济大学医学院人文学院教授

健康中国行动专家咨询委员会委员

国家卫健委精神卫生与心理健康专家委员会委员

2022 年 9 月

世界卫生组织（WHO）对于健康的
定义是不仅没有疾病和不虚弱，而且在
体格方面、精神方面和社会方面保持完
美状态，也就是说人们在身体、心理和
社会适应方面状态良好。据 WHO 统计，
目前全球超过 3.5 亿人受到抑郁症困扰，
抑郁症已成为全世界第四大疾病，预计
到 2030 年抑郁症将位列全球疾病负担
首位。2019 年心理健康蓝皮书指出，88%
的受访者认为心理健康工作很重要，而

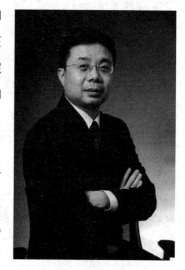

接近 50% 的受访者认为，现在社会上人们的心理问题很严重。随着
心理健康逐渐被全社会重视，以及人们不断提升的心理保健意识，
也促使心理卫生科普事业不断发展。

上海市浦东新区精神卫生中心，又名同济大学附属精神卫生中
心、上海市浦东新区心理咨询中心。始建于 1959 年，2021 年 10 月
成为同济大学附属精神卫生中心。本中心现设有普通精神科、心境
障碍科、老年精神科、少儿精神科、临床心理科、内科、全科医疗
科、中医科、防治科、临床检验科、医学影像科等临床科室，是浦
东新区功能较为齐全，具有多样化、特色化服务，集精神科临床医

疗、心理咨询、社区康复和科研培训功能为一体的专业精神卫生机构。在浦东新区政府的大力支持下，"浦东新区精神卫生中心新建项目"已于 2021 年年底在临港新片区开建。新院区总建筑面积约 8 万平方米，核定床位 1000 张，建成后将成为国内规模最大的精神专科医院之一。

本书依托"精经乐道"专业科普优势品牌，在上海市浦东新区卫生健康委员会科普项目和临床精神医学重点学科的支持下，从常见心理问题的概述、流行病学、疾病负担、发病机制、临床表现、诊断治疗、风险因素、预防方式等角度，用易于接受的答疑解惑的方式，介绍自我心理调节的方式，从而更好地控制自身情绪，帮助人们从心理困扰中解脱出来。

本书内容新颖、重点突出、言简意赅，适合患者、家属、儿童、青少年、教育工作者、社会基层医生等不同人群阅读。有助于读者提高识别不良情绪的能力，了解心理疾病诊断与治疗方法，帮助读者在不同的压力环境下合理地进行心理调适，这也是我们编撰《敞开"心"扉，悦纳人生》一书的初衷。

书记 主任医师
上海市浦东新区精神卫生中心
同济大学附属精神卫生中心
2022 年 9 月

前言
Foreword

在社会高速发展的今天，心理健康逐渐受到全社会的关注。一个人的心理状态在人们生活、工作、社交中可能成为重要的影响因素，也将决定其未来人生发展的方向。从生命孕育、生长、成熟、衰老到死亡的全生命周期内，个体能够适应环境变化，具有完善的个性特征，且认知、情绪、意志行为等处于积极状态，才能使心理保持平衡协调。随着社会的进步，人们对自身健康的理解已不局限于躯体没有疾病，进而转变为身体和心理的全面健康。

在新冠肺炎疫情的冲击下，人们的心理健康受到前所未有的挑战。《柳叶刀》最新发表的一项涉及 204 个国家和地区疫情期间的荟萃分析显示，全球抑郁症患病率由 2470.5/10 万上升至 3152.9/10 万，增幅达 27.6%，焦虑症则从 3824.9/10 万上升至 4802.4/10 万，增幅达 25%。我国也针对疫情时期心理健康颁布相关政策，国务院《关于印发新冠肺炎疫情心理疏导工作方案的通知》〔2020〕34 号、《"健康中国 2030"规划纲要》都把公众心理健康作为我国现阶段健康事业发展的重要内容。

根据社会发展的需求和广大读者日益提升的心理保健意识，继"精经乐道"系列科普丛书《从"心"开始，告别忧愁》之后，又推出心理科普丛书之二《敞开"心"扉，悦纳人生》。本书详细阐述了精神和心理方面的常见疾病，包括新冠肺炎疫情期间心理调适、抑郁症、焦虑症、儿童青少年心理障碍、婚姻家庭危机、双相情感障碍、老年性痴呆、睡眠障碍、成瘾物质所致精神障碍等内容，以通俗易懂的表达方式，让广大读者能了解各类心理问题的概念、病理机制、流行病学、遗传学、临床表现、诊断标准、治疗方式、康复途径、照护方法、法律法规等相关知识。书中所述内容均征集自患者及家属、青少年、社区百姓、学校老师、临床医护工作者、社工等群体，且是他们最为关注的问题。因篇幅所限，可能仍有部分问题无法详尽表述，如有疏漏之处，望广大读者理解和指正。

　　本书在历时一年的编撰过程中，得到了各方的大力支持。在此，感谢上海市浦东新区医学会精神医学专业委员会、上海市医学会精神医学专科分会、上海市医学会行为医学专科分会、上海市女医师协会医学科普专委会、上海市医院协会精神卫生中心管理专委会、中国女医师协会心身医学与临床心理学专委会的指导；感谢上海市浦东新区卫生健康委员会科普项目（PWKP2021B-18）的支持；感谢本书所有的编委们认真细致的编撰工作；感谢上海市浦东新区精神卫生中心、同济大学附属精神卫生中心赵旭东教授、胡承平教授的帮助；感谢上海科学普及出版社的编审工作。我衷心期望通过我们的心理知识科普，能切实提升全民心理保健意识，让心理健康成为生命中不可或缺的重要部分。

上海市浦东新区精神卫生中心
同济大学附属精神卫生中心
2022 年 9 月

目录
Contents

科学认识抑郁症

据世界卫生组织统计，全球抑郁症患者估计达到 3.22 亿，占世界人口的 4.4%[1]。流行病学研究显示中国人中有 20%存在抑郁症状，其中仅有不足 10%的抑郁症患者得到正规治疗[2]。"中国精神障碍疾病负担及卫生服务利用的研究"发现，成人抑郁障碍终身患病率为6.8%，其中抑郁症为 3.4%，心境恶劣障碍为 1.4%，未特定型抑郁障碍为 3.2%。约有 41.1%的抑郁障碍患者共病其他精神障碍，其中29.8%的患者共病焦虑障碍，13.1%的患者共病物质使用障碍，7.7%的患者共病冲动控制障碍。

一、发病机制

抑郁症发病机理存在多种因素，现认为主要是由以下 7 种诱因引起的。

1. 神经递质系统功能异常

大脑中去甲肾上腺素（NE）、多巴胺（DA）、五羟色胺（5-HT）等神经递质系统，在抑郁障碍的发病中都扮演着重要角色。研究发

[1] World Health Organization. Depression and other common mental disorders: global health estimates[R]. Geneva: World Health Organization, 2017.
[2] K S. Mental health: a world of depression[J]. Nature, 2014, 515 (7526):181.

现，抑郁不仅与神经递质的含量异常有关，也与它们受体功能改变有关。即长期的神经递质异常，引发受体功能产生适应性改变，这种改变不仅有受体本身数量和密度的改变，还会累及受体后信号传导功能，甚至影响基因转录过程。

2. 神经内分泌功能异常

抑郁症患者下丘脑—垂体—肾上腺素轴（HPA），下丘脑—垂体—甲状腺轴（HPT），下丘脑—垂体—生长素轴（HPGH）的功能异常，尤其 HPA 功能异常。大约 60%抑郁症患者表现为糖皮质激素分泌增加，正常的昼夜节律被破坏，对外源性糖皮质激素地塞米松不产生抑制反应。抑郁症患者也可出现垂体和肾上腺增大。

3. 神经免疫学功能异常

情绪障碍和应激事件可以影响免疫功能，而免疫功能改变也可能成为抑郁的病因。

4. 睡眠与脑电生理异常

入睡困难、早醒、觉醒次数增多或者睡眠过度是抑郁障碍的常见症状。

5. 脑影像学研究

抑郁症患者表现为一些功能性改变和脑部的器质性异常。

6. 遗传因素

遗传学研究显示，抑郁障碍的发生与个体的遗传因素密切相关。在抑郁障碍的发病过程中，遗传因素起到关键作用。

7. 心理社会因素

应激性生活事件，与抑郁关系较为密切。抑郁发作前 92%患者有突发生活事件，负性生活事件，如丧偶、离婚、婚姻不和谐、失业、严重躯体疾病、家庭成员患重病或突然病故等均可导致抑郁障碍的发生，其中丧偶是与抑郁关系最密切的应激源。另外，经济状况差，社会阶层低下者易患抑郁症。

二、就诊、治疗情况

抑郁障碍患者社会功能受损明显，但卫生服务利用率却很低，很少获得充分治疗。在过去 12 月被诊断为抑郁障碍的患者中，同期仅有 9.5% 的患者曾经接受过卫生服务机构的治疗，而其中仅有 3.6% 的患者寻求专业精神卫生医生治疗，7% 的患者寻求卫生保健治疗（过去 12 个月内，至少有一次精神专科、医疗卫生部门或使用精神类药物），0.3% 的患者寻求人群社会服务（如院外的社工及心理咨询师，院外宗教人士等提供的干预），2.7% 的患者寻求中医和其他治疗。由于多数抑郁障碍患者未到专业机构寻求帮助，因此仅有 0.5% 的患者得到了充分治疗。精神卫生专业机构就诊的抑郁障碍患者中，仅有 7.1% 的患者得到了充分治疗。在抑郁障碍各亚型患者中，抑郁症患者寻求精神心理专科治疗的比例最高，也仅为 4.7%；心境恶劣障碍患者为 3.0%；未特定型抑郁障碍患者接受中医或其他治疗的比例最高为 3.3%。

药物治疗的个体化与快速化，抗抑郁药（antidepressive drug）是最主要的治疗方法，能改善抑郁症患者的抑郁和焦虑，逐步缓解患者症状。抑郁症药物治疗指南一般推荐 SSRIs、SNRIs、NASSAs 等新一代抗抑郁症药作为首选药物，其中以 SSRIs 应用最广泛。

尽管药物治疗是最主要的抗抑郁方式，但其在临床应用上仍有一定局限性。部分患者出于对不良反应的担心而不愿采用药物治疗，还有部分患者则因病情过重或疾病特异性难以仅通过药物获得满意的治疗效果。因此对于这些患者可以采用非药物治疗，或者药物治疗联合非药物治疗的策略，其中以药物治疗联合心理治疗或物理治疗的模式多见。

改善生活方式是抗抑郁治疗的重要一环。生活方式与抑郁患者的精神健康密不可分，久坐少动、高脂饮食、熬夜晚睡都会进一步加重抑郁情绪。既往研究已经提供了大量生活方式影响抑郁的生物学证据：肥胖[1]、不良饮食[2]、睡眠减少[3]、暴露于空气污染、高压力水平可能干扰下丘脑－垂体－肾上腺素轴功能，升高皮质醇水平、系统性炎症水平及氧化应激水平，进而影响抑郁症的发生发展。从饮食、运动、睡眠、戒烟酒、社交这几个方面进行生活方式管理可以给抑郁患者带来积极作用[4]。在一项研究中，重性抑郁患者执行医生制定的生活方式，包括饮食调整、运动、阳光暴露、睡眠模式调整，干预6个月后，患者的抑郁症状得到显著改善[5]。

抑郁症的治疗理念取得了较大进展：从传统抗抑郁药的使用到如今新型快速抗抑郁药的研发，从单一药物治疗方式到如今联合治疗理念的推广，从完全依赖临床干预到如今生活方式管理的纳入，医务工作者对具有安全性、有效性、可行性的治疗策略的探索日益

[1] Luppino F S, de Wit L M, Bouvy P F, et al. Overweight, obesity, and depression, a systematic review and meta-analysis of longitudinal studies[J]. Arch Gen Psychiat, 2010, 67(3):220-229.

[2] Jacka F N, Pasco J A, Mykletun A, et al. Association of Western and Traditional Diets With Depression and Anxiety in Women[J]. Am J Psychiat, 2010, 167(3):305-311.

[3] Roth T, Roehrs T. Insomnia: epidemiology, characteristics, and consequences [J]. Clinical Cornerstone, 2003, 5(3):5-15.

[4] Sarris J, O'Neil A, Coulson C E, et al. Lifestyle medicine for depression [J]. BMC Psychiatry, 2014(14):107.

[5] Garcia-Toro M, Ibarra O, Gili M, et al. Four hygienic-dietary recommendations as add-on treatment in depression A randomized-controlled trial[J]. J Affect Disorders, 2012, 140(2):200-203.

深入。今后的研究应以患者为中心，进行从分子研究到行为模式的多层次综合研究，通过生物学、心理学、精神病学等学科的合作探索抑郁障碍的病因机制，运用多维度的思考及信息整合找到更完善的治疗方式，从而促进患者的康复。

三、目前患者就诊率低下的原因

1. 患者自知力不足

由于精神病的特殊性，精神疾病的"污名化"，精神病患者的"病耻感"，使得焦虑抑郁等身心疾病患者害怕戴上精神病的帽子。因此大部分患者特别是身心疾病患者患病时，拒绝承认患病，拒绝主动求医。

2. 社会对身心疾病的重视程度不足

大众对身心疾病的认知偏低，需要向民众普及抑郁障碍相关防治知识。已经建有的"三位一体的精神卫生防治网络"，目标群体是严重精神障碍患者。社会对身心疾病的发病情况也缺少一个系统的认识。

3. 精神卫生防治网络带来的影响

防治网络是对于重性精神疾病患者的管控，督促其治疗、服药、康复等。但纳入管控名单也带来一些不便，使得患者望而生畏，不愿意到专科就诊。进而影响身心疾病的就诊和求医问药，特别是到专业的精神卫生中心就诊。

4. 综合医院基本都未设立精神科

目前仅个别医院设立了针对轻型精神病的临床心理科门诊。此外，精神专科医院本身也面临医疗资源紧缺的问题。精神专科毕业的医学生很少，且工作时容易受到人身伤害，精神科医生流失比例相对较高。

5．身心疾病就诊可用性和接受性

身心疾病的治疗中，心理咨询的"费用高"，且医保报销比例低；药物治疗的不良反应；服药依从性差导致的复发，是身心疾病系统治疗困难所在。

四、提高患者就诊意愿的建议

1．政府需对精神心理健康的投入持续增加，向民众普及身心疾病防治知识

加大精神科和身心疾病知识的科普和健康教育，消除歧视，提高居民精神卫生健康素养；提供患者早期识别身心疾病的技能或量表，出现症状，及时就医。

政府牵头各职能部门，夯实社会心理服务体系建设，规范开展社会心理服务，完善社会心理服务网络，提供正确的途径引导患者，及早就医。

2．加大身心疾病和精神疾病治疗的可及性

全科医师应学会对抑郁症状的早期识别，掌握初步鉴别功能性和器质性疾病的能力，预防疾病的慢性化，减轻患者和社会医疗负担。整合医疗资源，有条件的综合性医院可以设立精神科和临床心理科门诊，支持精神科医生多点执业，将精神科医疗服务辐射至社区，方便患者就医。

对于患者也可以分级治疗，在社区、综合医院开展针对疾病早期患者治疗或简单的心理咨询；对于已确诊、难治或病程长的患者转介至专科医院接受系统治疗。探索精神专科医院和社区卫生服务中心相结合的全病程治疗模式。

后疫情期间，线下就诊面临着出行困难、流程复杂、花费时间过

长等问题。精神专科医院要积极转型开设互联网医院，对于身心疾病患者可以采用网上预约，网上就诊等形式，扩大患者求医问药的途径。

3. 提高政府部门对于身心疾病的非药物治疗手段的认可，将心理咨询等非药物治疗手段的医保报销比例和社会实际情况相结合

大部分身心疾病患者并不需要药物治疗，或者是非药物治疗与辅助药物治疗相结合的，医保政策要有倾斜，不要让这部分患者因为费用问题无法接受最优的治疗方案。

作者介绍

▶ 王强

北京医科大学精神医学学士，同济大学全科医学硕士

精神科副主任医师、国家二级心理咨询师

上海市浦东新区精神卫生中心（同济大学附属精神卫生中心）副院长

中国心理协会委员

中国医学装备协会医院物联网分会委员

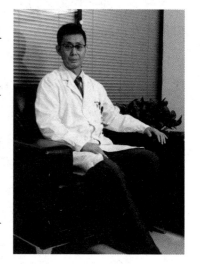

上海市浦东新区医学会精神病专业委员会委员

上海市浦东新区计划生育协会常务理事

主持并参与市、局级课题 10 项，作为第一或通讯作者发表核心期刊论文及 SCI 论文 6 篇。

抑郁症会遗传吗

一、抑郁症会不会遗传给小孩

  鉴于基因－环境对抑郁症的交互影响，让很多患者担心自己得病了，是不是就不能生小孩了？在这里就跟大家一起探讨一下。现有情感障碍的遗传因素研究中，双向情感障碍患者的一级亲属（父母、子女、兄弟、姐妹）双向情感障碍发病率较健康者高 8~18 倍，抑郁障碍发病率较健康者高 2~10 倍；抑郁障碍患者的一级亲属双相情感障碍发病率较健康者高 1.5~2.5 倍，抑郁障碍发病率较健康者高 2~3 倍[1]。是不是看着数据有点蒙？其实，通俗点讲，就是抑郁障碍患者生的小孩患有情感障碍疾病的概率低于双相情感障碍患者，高于健康者。所以如果想生小孩，还是需要考虑其风险的，再怎么说风险还是高于健康者的。若家属中不止一个抑郁障碍患者，或者家族中精神疾病发病人数较多，属于高发家系的，遗传倾向就更加明显；或者家族中有精神分裂症、双相障碍的，遗传概率明显增加，风险大增，需要慎重考虑。若夫妻双方都患有遗传倾向的精神病，以不生育为宜。如果决定生小孩，建议保持良好的心态，做好待孕

---

[1] 沈鱼邨.精神疾病的遗传学基础.精神病学第 5 版，北京：人民卫生出版社，2011：32-49

准备，同时在疾病痊愈后再考虑生小孩。治愈后再生小孩是对孩子和自己健康的保证。

二、孪生哥哥得了抑郁症，弟弟是不是也会得病

上文讲过抑郁症的发病率了，但我们需要知道的是，孪生兄弟姐妹是不同于上面的情况。首先我们知道孪生兄弟姐妹有两种情况：单卵双生子和异卵双生子，简单来说前一种就是一个受精卵分裂后发育的，拥有相同基因；后一种是不同的受精卵发育的，基因不同。研究表明单卵双生子间双相情感障碍同病率为 33%~90%，重性抑郁症同病率 50%；异卵双生子间双相情感障碍同病率为 5%~25%，重性抑郁症同病率 10%~25%[1]。我们可以看到孪生兄弟姐妹发病率高于其他兄弟姐妹的，单卵双生子高于异卵双生子。我们需要知道的是对抑郁症起更重要作用的是环境因素，因此保持良好心态，清晰认识疾病，积极乐观应对疾病，在出现心理问题时积极寻求专业心理咨询师的心理咨询，出现抑郁症状时寻求专业医生进行药物和心理治疗，抑郁症是可治愈的。请相信专业人员，更要相信自己。

三、基因检测以及基因治疗是否可以预防和治疗抑郁症?

情感障碍是由多对基因协同并与环境因素共同作用的复杂疾病，目前该疾病的遗传效应和方式尚未最后确定。研究发现多个染色体上的基因可能与情感障碍基因相关联[2]。为什么是可能，是因为

[1] 沈渔邨.情感（心境）障碍.精神病学（第 5 版），北京：人民卫生出版社，2011：555-559.
[2] 于欣，方贻儒.中国双相障碍防治指南（第二版），中华医学电子音像出版社，2015：9-11.

现有基因研究证明了情感障碍的发病跟多种基因有关系，但还不能完全确定哪几种变异基因导致了情感障碍的发病。通俗来讲，就是基因检测到某一种或几种基因，也不代表某人一定会发病，如若没有这些基因也不代表就不会发病。现有基因检测主要用于科学研究，无商业性质的检测发病基因的项目，而精神科目前应用于商业的基因检测技术，仅仅涉及精神科药物的疗效、代谢及毒性等基因位点的检测，且仍存在一定的不确定性。而基因治疗处于初期的临床试验阶段，没有稳定的疗效和安全性。最后强调一下，还是到正规的医院进行诊治及咨询，不要轻信非正规网站及医院的信息。相信在不远的将来，基因检测及基因治疗一定会成为对付精神科疾病的重要手段。

作者介绍

▶ 张洁

精神科副主任医师、二级心理咨询师、心理治疗师

上海市浦东新区精神卫生中心（同济大学附属精神卫生中心）质控办主任兼医保办主任

首届上海市浦东新区医学会精神医学专业委员会秘书

第六届上海市中西医结合精神分会委员

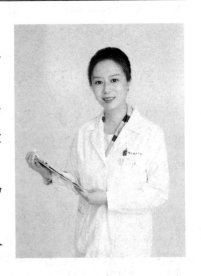

济宁医学院兼职教师

同济大学附属东方医院兼职教师

获得教学管理先进个人奖和浦东新区卫计委继续教育先进个人

从事精神卫生工作 20 余年，擅长精神科常见疾病的诊治、心理认知治疗，对抑郁症、双相情感障碍等心境障碍疑难病例有独到见解。以第一作者共发表中文核心期刊论文 2 篇、SCI 论文 2 篇。参与完成"抑郁症患者治疗前后认知功能及血清脑源性神经营养因子（BDNF）的对照研究"，荣获上海市科学技术成果奖。以第一发明人登记申请专利"一种精神病人心理康复实训架"一项。参编《谈"欣"解"忧"话心境》《从"心"开始，告别忧愁》心理科普书籍。

她到底得了什么"病"

第一次见到她，是在门诊，见到她时满脸的愁容，蜷缩着身体，双手抱于下腹部，由家人搀扶入室。

"您好！您有什么需要帮助的吗？"

"我的肚子痛，一直痛，真的是痛得厉害，承受不住，已经痛了十几年了。这十几年来，我一直在看病，但是就是看不好，一会这里痛，一会那里痛，会不同的地方痛，就是肚子这里。现在我只能在家睡着，什么事情也干不了，没力气，我这个病好不了了，怎么办呀？"

"你肚子痛了多久，都做过检查吗？"

"到处看了呀，做了各种各样的检查，都说没有什么问题。"

"没有一点好转吗？"

"有时候好了几天就又不好了，这十几年一直这样。他们说让我到这里来看。我现在一直痛，吃饭吃不进，大便也拉不出来，到处都看过了。我觉得活着没有意思，任何事也干不了，一直在痛……"

这是一位以"腹痛"为主要症状来院就诊的患者，也许你会觉得，这应该是内科就诊的患者吗？确实，她这几年一直辗转在各大医院，各个科室就诊，但是均未查出病因。病情也一直反反复复，几年中一直未有正常的生活，除了就诊，就是躺在床上，无法起床，也不能做一些家务活，很少出门。

第一次门诊，对该患者进行了全面的评估，然后对其进行了心理疏导，首先告知其此病是可以治疗的。她的疾病，在我们这里是有办法解决的，告知其放松心态，好好接受及落实治疗方案，与患者建立良好的医患关系。其次，选择适合她的药物，用药前，需澄清服药初期可能发生的药物不良反应及药物的剂量、起效时间等，建议其需要有足够的耐心。最后，告知家属需要积极配合治疗，适当关心，并建议其加强户外活动、料理必要的家务等，以期更快地回归社会，并约好两周后门诊。

但此患者未等到第二次门诊时间就来院就诊。

依然愁眉苦脸，步履蹒跚，由家人搀扶入室。入室后便称"还是很痛呀，就好了两天，吃药以后，头两天还是好转的，但第三天开始，依然就这样，就是小肚子痛，大便也不好，吃了药才能解出来……这个病治不好了……"

考虑到药物未达剂量，起效时间未及，故本次门诊主要对其进行心理治疗，建议其继续观察，并告知其坚持药物治疗，达到时间后，症状会改善。并跟其约定，要到约好就诊的时间来复诊。

就这样，经历了数次的就诊，患者的疼痛症状逐步改善，并完全缓解，解决了十几年的"腹痛"之苦。其也能离开床，能恢复正常的生活，做家务、外出散步、跟人正常的交流……

那她到底是什么"病"呢？

该疾病名为躯体不适障碍（BDD），又称躯体体验障碍，列入即将使用的ICD-11的新的诊断分类中，原来亦被称作为"躯体形式障碍"等。

那我们来聊聊这是一种怎样的疾病呢？

一、什么是躯体不适障碍

这是以持续存在对患者个体而言令其痛苦的躯体症状和对躯体症状过度担忧为特征的一组精神障碍。躯体症状及所致的痛苦常常持续存在，因此多方求医，希望能解决此躯体症状，但多数无法确定这些症状是由躯体疾病引起，即使有一些躯体问题，但与其躯体症状不相符。患者常常会反复就医，即使专业医生对其解释也依然无法缓解。这些症状可能是多种多样的，症状也会在整个病程中有所改变，从而对其生活、工作等各方面造成影响。就如这名患者，其腹痛持续十余年，疼痛部位及性质会有所不同，其到处求医，但效果不理想，社会功能明显减退，严重时甚至只能躺在床上，无法正常生活。

二、躯体不适障碍是什么引起的呢

躯体不适障碍的病因目前仍不清楚。童年期经历，如儿童期的患病经历、创伤，生活中存在的现实冲突等，都可能是患病因素。器质性疾病、紧张的工作环境、负性事件等也可能是躯体不适障碍的诱发因素，如这些因素持续存在，在一定的易感人格的人群中也会导致躯体不适障碍发生风险增加。也有一些研究表明，20%的躯体不适障碍患者的一级亲属中也有符合躯体不适障碍的患者。这种家族聚集现象可能受遗传、家庭环境因素或两种因素共同的影响。

三、躯体不适障碍有哪些表现呢

躯体不适障碍患者的躯体症状多样，主要涉及自主神经支配的气管系统，如心血管系统、呼吸系统、胃肠系统、肌肉骨骼系统等。常见的症状有：

1. 呼吸循环系统

常见的有胸闷、心慌、胸部不适、呼吸困难、心因性咳嗽等。症状多种多样，经常变化，反复出现。

2. 消化系统

常见的有腹痛、腹泻、反复稀便、腹胀、反胃、胃部疼痛等。患者频繁做各种检查，即使检查只有一些很小的问题，也无法使患者安心，反而加重其对疾病的恐惧及加重症状。

3. 肌肉骨骼系统

常见的症状有上下肢疼痛、肌肉痛、背脊痛、转移性疼痛等，令人不愉快的麻木或刺痛感。患者对疼痛的描述是生动鲜明的。笔者在门诊中也碰到一些患者，他们诉疼痛为全身性的，到处痛，手脚各个部位都痛等。疼痛患者的共同特点是，他们把所有的注意力都集中在疼痛上，并用疼痛来解释他们所有的问题。为了缓解疼痛，他们愿意接受任何的治疗。

4. 衰弱症状

常见的症状有注意力不集中、记忆力减退、疲劳、头痛等。

5. 其他症状

如出汗、排尿困难、尿频、震颤等。

四、躯体不适障碍如何诊断呢

躯体不适障碍存在以下的特征，但如确诊，还需要至专科医院就诊。

1. 引起痛苦体验的躯体症状

如上所述，躯体症状是非常多样的，可以涉及很多系统，也会随着时间变化会有不断变化。偶尔也有单个症状，如疼痛或疲劳。但是，需要注意的是，是不是这些症状确非由于躯体疾病引起的。因此，当患者出现一些症状时，首先还是需要专业的医生，排除躯体疾病的可能，否则，出现部分症状就认为是躯体不适障碍，那会延误疾病的诊治，造成不良后果。

2．患者对症状的过分关注或者不成比例得过分关注

患者坚信症状会带来健康影响，或将带来严重后果，因此到处反复就医。患者对症状非常敏感，对任何细小的变化都会影响其对疾病及症状的注意。

3．反复就医检查

患有此病的患者，大多反复就医，到各个医院、各个科室进行治疗，并反复做各种检查，而检查结果一般无阳性结果。但即使医学检查结果无异常，并有专业医务人员对躯体况的说明、澄清，但均不能缓解患者对躯体症状的过分关注。

4．患者躯体症状及痛苦为持续存在

症状（不一定是相同症状）在一段时间（如至少 3 个月）的绝大部分时间均存在。

5．患者社会功能减退

躯体症状及痛苦体验导致患者个人、家庭、社会、教育、职业或其他重要功能方面的损害，使其社会功能明显减退。

五、如何区分躯体不适障碍不同程度呢

如果患有躯体不适障碍，如何区分疾病的严重程度呢？一般来说，可以根据症状、疾病对其的困扰时间、对生活造成的影响等，

分为轻度躯体不适障碍、中度躯体不适障碍及重度躯体不适障碍。

1. 轻度躯体不适障碍

患者虽然存在过度关注某些躯体症状及其后果，但其并无过度困扰（每天对症状担心的时间不超过 1 小时）。患者对躯体症状表示担心，对其生活造成一定影响，但对于个人及其家庭、社会、学业、职业或其他重要的功能没有实质性的损害，能基本正常工作、参与社会活动等。

2. 中度躯体不适障碍

患者过度关注某些症状及其后果的时间较轻度为多（每天超过 1 小时的时间关注症状及后果），患者将大部分时间及精力投入在对症状及其后果的关注上，反复就医。因而造成个人、家庭、社会、学业、职业或其他重要的功能领域中等程度的损害，如人际关系发生冲突、放弃一系列社会活动等。

3. 重度躯体不适障碍

对症状普遍及持续的关注可能成为患者生活的焦点。将生活重点放在了症状上，反复、多次在医疗机构就医，导致个人、家庭、社会、学业、职业或其他重要功能领域的严重损害，如无法工作，无法照顾家人，甚至无法参与社交和休闲活动。

六、躯体不适障碍有哪些治疗方法呢

1. 药物治疗

药物对症治疗十分重要。药物治疗主要是针对患者的抑郁、焦虑等情绪症状，选择抗抑郁或抗焦虑治疗。常用的有抗焦虑药物及 SSRI、SNRI 类等抗抑郁药物治疗等。

2. 心理治疗

目前常用的心理治疗方法有认知行为疗法、精神分析、支持性心理治疗、团体治疗、家庭治疗等。不同的心理治疗会有不同的效果，可以根据患者的实际情况，选择适合的心理治疗。

3. 物理治疗及其他治疗

如 rTMS 治疗、按摩治疗等，有一定辅助治疗效果。

4. 中药治疗

中药治疗也有一定疗效。

七、躯体不适障碍患者及家人能做些什么呢

（1）躯体不适障碍患者的诊断需要至专业、专科医院就诊，明确诊断，以免贻误治疗。治疗过程中，要建立良好的医患关系。由于药物起效尚需要一段时间，故要对治疗方案积极配合，需遵医嘱不要随意换药。

（2）可学习一些放松、冥想等方法，通过此方法来缓解自身的焦虑、过分关注的症状。

（3）学会转移注意力，将自己的注意力转移到其他的地方。培养自身的爱好，多与家人、亲戚、朋友等进行交流，多参加一些社会活动等，既能改善其社会功能，也能有利于患者的康复。

（4）作为躯体不适障碍的家属，需要理解患者的痛苦，积极给予患者支持，陪伴患者多走出门外等。家属对疾病应有初步的认识，并能配合医生对患者进行治疗。

通过以上的介绍，我们对躯体不适障碍疾病有了一些初步的认识，识别疾病的同时，更建议患者至专业的医疗机构进行诊治，只要积极配合治疗，定能有更好的治疗效果。

作者介绍

▶ 袁杰

精神科副主任医师

上海市浦东新区精神卫生中心（同济大学附属精神卫生中心）心境障碍科主任

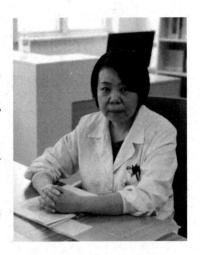

上海市医学会行为医学专科分会青年委员

上海市中西医结合学会精神疾病专业委员会委员

上海市浦东新区医学会精神医学专委会委员

上海市浦东新区卫健委优秀医学人才

从事精神和心理工作 25 年余，擅长抑郁障碍、焦虑障碍、神经症等诊断和治疗。主持浦东新区科经委课题 1 项、局级课题 1 项，以第一作者或通讯作者发表中文核心期刊论文近 10 篇、SCI 论文 1 篇。

警惕，您听到的"蓝精灵"可能是一种新型精神活性物质

当蓝精灵的音乐响起，人们脑海中会闪现出"蓝精灵"的经典形象，他们欢快、活泼，勇敢地同格格巫斗智斗勇。

但是今天，当有人再和您提及"蓝精灵"时，它很可能是一种新型精神活性物质的别名，稍不留神就容易被迷惑。请您提高警惕，拒绝与"毒"同行。

首先，让我们先了解一下什么是新型精神活性物质？

2013 年，联合国毒品和犯罪事务办公室（UNODC）年度报告参照联合国于 2012 年 3 月 16 日通过的 55/1 号决议，正式在全球层面对新型精神活性物质进行了定义：指新出现的具有药物滥用潜力的物质，但尚未列入国际管制。这里"新出现"并非指这些物质是新研制发现的化合物，恰恰相反，很多是多年前甚至 40 多年前就合成的。由于其所具有药物滥用潜力，可能只是近年来发现其在人群中发生流行性滥用问题，并引起重视。常见的新型精神活性物质包含合成大麻素，兴奋剂（苯乙胺、卡西酮、哌嗪等），致幻剂或分离性致幻剂（氯胺酮及苯环利定），镇静剂，色胺，氨基茚及芬太尼类合成阿片等。新型精神活性物质，也被称为第三代毒品，是继传

统的海洛因、大麻以及合成冰毒之后的新型实验室毒品。还有一些植物来源的新型精神活性物质，如生长于非洲和中东一些地区的卡塔叶，又叫阿拉伯茶，我国叫恰特草。由于近年来全球毒品问题的流行，加之不法分子的非法贩运促进了这些物质的进一步扩散，造成了严重的公共卫生和社会问题。

新型精神活性物质与合成毒品究竟有哪些区别呢？新型精神活性物质与合成毒品的区别主要是：新型精神活性物质除化学合成来源的之外，还有植物来源的；物质列管与不列管的区别，新型精神活性物质基本上尚未列入联合国国际公约管制，"合成毒品"已列入联合国精神药品公约管制为主的化学合成类毒品。

根据新型毒品的毒理学性质新型精神活性物质分为四类：第一类以中枢兴奋作用为主，代表物质是包括甲基苯丙胺（我国俗成冰毒）在内的苯丙胺类兴奋剂；第二类是致幻剂，代表物质有麦角酰二乙胺（LSD）、麦司卡林和分离性麻醉剂（苯环己哌啶和氯胺酮）；第三类兼具兴奋和致幻作用，代表物质是亚甲二氧基甲基苯丙胺（MDMA，我国俗称摇头丸）；第四类是一些以中枢抑制作用为主的物质，包括三唑仑、氟硝安定和 $\gamma-$ 羟基丁丙酯。我国列管的新型精神活性物质已达 188 种，188 的由来"1+13+116+4+4+32+18"。

"1"是氯胺酮，2001 年管制。

"13"是《麻醉药品和精神药品目录》之中，2010 年以来，我国及时将国际社会反映突出的四甲基甲卡西酮等 13 种新型精神活性物质先后列入《麻醉药品和精神药品目录》。

"116"是指 2015 年 10 月 1 日起实施的《非药用类麻醉药品和精神药品列管办法》，一次性列管 116 种新型精神活性物质。

"4"是 2017 年 3 月 1 日起，卡芬太尼等 4 种芬太尼类物质列入管制。

"4"是2017年7月1日起，U-47700等4种新型精神活性物质列入增补目录。

"32"是2018年9月1日起被列管的4－氯乙卡西酮等物质。

"18"是2021年7月1日后管制的氟胺酮、合成大麻素类等18种物质。

在我国，精神药品滥用品种呈不断增长趋势，出现了麦角酸二乙酰胺（LSD）、安眠酮、γ－羟基丁丙酯、咖啡因、安纳咖、丁丙诺啡、氟硝安定、苯环己哌啶（PCP）、麦司卡林等多种新型毒品被滥用的现象。新型精神活性物质到底对人体有哪些危害呢？首先，它的成瘾性。新型精神活性物质对人体精神依赖性较强，但对躯体依赖性相对较弱，其成瘾性更强。冰毒、氯胺酮滥用者很容易从偶尔的尝试性吸毒，最后发展到强迫性吸毒，如果没有干预的话，滥用者一般都会很快由尝试吸毒不断地发展，最后到不得不滥用的成瘾状态。新型精神活性物质成瘾和慢性中毒的主要表现特征是滥用后的中枢兴奋与停药后的中枢抑制状态交替出现，更不容易戒断。

其次，对健康的损害，通常表现在对精神和躯体的双重影响。大量研究和事实提示，新型精神活性物质对滥用者的神经、精神产生严重的影响，并对心血管系统等重要生命器官产生危害。毒品滥用引起急性过量中毒，甚至致命危险。

最后，对行为的改变。急性中毒表现为发生不可控制的兴奋、易激惹、冲动甚至发生性乱行为、暴力行为和暴力犯罪，这就是为什么因吸毒导致犯罪的案件屡见不鲜。有一些毒品，如γ－羟基丁丙酯服用后中毒导致认知功能和记忆损害，轻度中毒产生中枢抑制效应，增加性敏感性、失忆，严重的发生意识丧失、呼吸中枢抑制和昏迷。

下面对冰毒、摇头丸、K 粉和海乐神四种新型精神活性物质做逐一介绍。

冰毒，又称为甲基苯丙胺，是联合国禁毒公约和我国政府规定依法管制的一类精神药物。它的外观为纯白结晶体，当人们吸食冰毒后，毒品对人的中枢神经系统产生极强的刺激作用，能大量消耗人的体力和降低免疫功能，严重损害心脏、大脑组织甚至导致死亡。因吸食冰毒至成瘾者还会造成严重的精神障碍，通常表现出妄想、好斗等。

摇头丸，学名是 3,4－亚甲二氧甲基苯丙胺（MDMA），属于具有明显致幻作用的苯丙胺类中枢兴奋剂。由于滥用者服用后可出现长时间难以控制随音乐剧烈摆动头部的现象，故称为"摇头丸"。外观多呈片剂，形状多种多样，五颜六色。人们使用摇头丸往往表现为时间概念和认知的混乱，行为失控，常常引发集体淫乱、自伤与伤人，并可诱发精神障碍。

K 粉，又称氯胺酮，外观上是白色结晶性粉末，无臭，易溶于水。K 粉又称之为"迷奸粉"或"强奸粉"，是因为它让人产生性冲动，导致许多少女失身，不仅影响到孩子的健康与未来，更影响了一个家庭的和谐。K 粉又属于静脉全麻药，临床上用做手术麻醉剂或麻醉诱导剂，具有一定精神依赖性潜力。当滥用氯胺酮 70~200 毫克后便会产生幻觉。氯胺酮极易让人上瘾，一般人只要足量接触一次即可上瘾。滥用氯胺酮会导致十分严重的后遗症，轻则神志不清，重则可以使中枢神经麻痹，继而丧命。

三唑仑，又名三唑氯安定、海乐神，是一种新型的苯二氮䓬类药物。无色无味，可以伴酒精类共同服用，也可溶于水及各种饮料中，具有催眠、镇静、抗焦虑和松肌作用，长期服用极易导致药物依赖。因这种药品的催眠、麻醉效果比普通安定强 45~100 倍，口服后可以迅速使人昏迷晕倒，故俗称迷药、蒙汗药、迷魂药。近年来，常被一些犯罪分子用来实施抢劫、强奸等不法行为。三唑仑还使人出现狂躁、好斗甚至人格改变等情况。

对新型精神活性物质的管制现状是怎样的呢？自 2009 年以来，全球新型精神活性物质种类快速增长，截至 2018 年年底，119 个国家和地区累计报告发现 891 种，已超过 2019 年 8 月国际禁毒公约列管的 283 种麻醉药品和精神药品的数目。近年来，全球新型精神活性物质形势变化复杂：由欧洲、北美、亚洲向非洲、中美洲、近东和中东以及西南亚等地区不断蔓延，合成类兴奋型新型精神活性物质产量和种类扩大，植物类新型精神活性物质贩运反弹，新型精神活性物质滥用可能增长。为应对新型精神活性物质的挑战，破解立法滞后、管制范围不广等难题，联合国、部分国家采取改进毒品立法管制制度等措施来治理。目前，国际社会对新精神活性物质立法管制按管制对象的不同可分为列表管制、类似物管制和骨架管制；按立法程序快慢可分为临时管制程序和快速列管程序；按管制模式可分为平行立法和单列立法。

我国从 2001 年起就开始探索氯胺酮的管制。2013 年以来，随着全球新型精神活性物质的爆发，我国加快新型精神活性物质立法管制的探索，目前已形成列举法与快速程序结合、药用和非药用类麻醉药品和精神药品互补、单一品种列举与重点种类骨架结构管制一体化的新型精神活性物质单行立法管制制度。

新型精神活性物质不仅危害吸毒者的身心健康，更对社会产生不良的影响，它不仅是严重的公共卫生问题，更是社会治理问题。

那么，当下新型精神活性物质防控面临哪些困难呢？

一方面是法律管制不全。新型精神活性物质列管不到位、新型精神活性物质数量计算标准不健全、新型精神活性物质定罪难。另一方面，源头管理欠缺。制毒必需的配剂大多是很常见的大宗化学品，不能采取"一刀切"的方式加以禁止，这就造成了新型精神活性物质源头控制较难的局面。物质流通渠道广泛。"无害传播"即伪装性极强，其在传播过程中，往往被包装成普通物品、食品、饮料等，造成对其接触者的误导。新型精神活性物质往往伪装成公众熟悉的"零食""饮料"以及"网红减肥药"，具有迷惑性的外观和大肆宣传诱导可能会使无知的青年逐渐染上毒瘾。而且，不法分子往往利用网络贩毒。由于网络的即时性和隐蔽性等特点，很快就成为毒品违法犯罪新的传播平台和联络渠道。物流运送便捷不易发现。新型精神活性物质伪装后，快递贩毒的可能性大大增加，贩毒分子只需对普通快件进行伪装，承担普通邮件、包裹的货运费，极大降低了贩毒成本。民众对新型精神活性物质的认识不足。新型精神活性物质，种类繁多，伪装性强，很多人对其认知不够，有的时候可能仅仅是自己的好奇心和别人的诱惑，尝试之后染上毒瘾。

希望大家共同努力，大力提倡"健康人生、绿色无毒"的理念，引导社会大众尤其是青少年清楚地辨识新型毒品的特征，清晰地了解新型毒品（新型精神活性物质）的危害，拒绝新型毒品（新型精神活性物质）的诱惑。

作者介绍

▶ 孙一颖

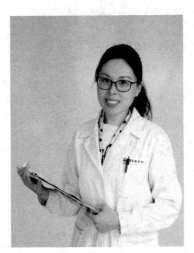

交通大学医学院硕士研究生

上海市浦东新区精神卫生中心（同济大学附属精神卫生中心）、上海市浦东新区疾病预防控制精神卫生分中心公共精神卫生科副科长

上海市浦东新区卫计委优秀青年医学人才

上海市浦东新区精神医学重点学科骨干

上海市浦东新区公共精神卫生特色学科骨干

上海市浦东新区医学会精神医学专委会青年委员

上海市中西医结合精神分会青年委员

长期从事社区严重精神障碍患者防治管理，擅长公众心理健康促进和心理危机干预。以第一负责人主持课题 3 项，其中 1 项市级课题，发表核心期刊论文 10 余篇。

世界睡眠日——良好睡眠 健康同行

世界睡眠日起源于 2001 年，旨在唤起全球对睡眠重要性和睡眠质量的关注。国际精神卫生和神经科学基金会将每年 3 月 21 日定为"世界睡眠日"，2003 年中国睡眠研究会把"世界睡眠日"正式引入中国。2022 年 3 月 21 日第 22 届世界睡眠日的主题为：良好睡眠、健康同行，意欲在新冠肺炎疫情常态化的今日，呼吁人们更加重视睡眠问题，增强自身免疫系统，保持身心健康。

历届世界睡眠日中国主题

年份	历届中国主题
2003 年	睡出健康来
2004 年	睡眠 健康的选择
2005 年	睡眠与女性
2006 年	健康睡眠进社区
2007 年	科学的睡眠消费
2008 年	健康升好 良好睡眠
2009 年	让孩子多睡一小时
2010 年	关爱儿童睡眠 多睡一小时

年份	历届中国主题
2011 年	关爱老人睡眠 多睡一小时
2012 年	关爱睡眠品质 多睡一小时
2013 年	自然深睡眠 多睡一小时
2014 年	健康睡眠 平安出行
2015 年	健康睡眠 多睡一天
2016 年	美好睡眠 放飞梦想
2017 年	健康睡眠 远离慢病
2018 年	规律作息 健康睡眠
2019 年	健康睡眠 益智护脑
2020 年	良好睡眠 健康中国
2021 年	良好免疫源于优质睡眠
2022 年	良好睡眠 健康同行

一、良好的睡眠意味着什么

中国睡眠研究会调查显示，受新冠肺炎疫情的影响，人们居家时间变多，但整体入睡时间却延迟 2~3 小时，对睡眠问题的搜索量增长 43%。睡眠问题越来越受到人们的关注，良好的睡眠对人类健康的重要性不言而喻。

1. 良好的睡眠就是免疫力

新冠疫情让我们更加重视自身免疫力，良好的睡眠可以激发机体免疫系统，促进和加快细胞新陈代谢，抵御外来病原微生物的侵害。

2．良好的睡眠就是生产力

美国一项睡眠状况调查显示，失眠症每年造成将近 632 亿美元的损失。良好的睡眠，可以带来良好的情绪、独特的创意和正向的工作力，提升更强大的生产效率。

3．良好的睡眠就是生命力

良好的睡眠对青少年来说意义非凡，因为 80%的生长激素将在睡眠过程中分泌，并且在入睡后 2 小时达到峰值。睡眠能加速青少年身高的增长，有利于大脑神经系统的发育。

4．良好的睡眠就是创造力

德国一项研究显示，睡眠时大脑会对已有的记忆进行重构和整合，对学习内容和实践技巧进行加工储存，可能对问题产生更多的认知。因此，良好的睡眠有助于改进人们的洞察力和解决问题的能力。

二、倡议：让我们每天多睡一小时

当前，我国超过 3 亿人存在睡眠障碍，其中超过 3/4 的人在晚上 11 时后才能入睡，近 1/3 的人需熬到凌晨 1 时后才能入睡。正常睡眠节律包括五个阶段：入睡期、浅睡期、熟睡期、深睡期、快速眼动期。其中，前四个阶段需经历 60~90 分钟，均不出现眼球快速跳动现象，统称为非快速眼动睡眠期（non-rapid eye movement sleep, nREMs），人体在此阶段心率、血压、体温、呼吸和肌张力逐渐降至最低水平，能快速起到精力恢复、身体复原功能。而在快速眼动睡眠期（rapid eye movement sleep, REMs），大脑处于活跃、多梦的阶段，通过快速眼球运动提升记忆力和反应力。同时，每天多睡一小时可有效降低收缩压 14mmHg 和舒张压 8mmHg。因此，在这个非常时刻，我们倡议"每天多睡一小时"，为健康注入正能量。

三、每天睡足 10 小时，真的会成功吗

2022 北京冬奥会成为世界的焦点。谷爱凌，这个名字闯进公众的视野，"天才""斯坦福""奥运冠军"各种光环汇聚于这个 18 岁女孩身上。她的金句"我成功的秘诀是每天睡 10 小时的觉，睡觉是一个促进身体和大脑成长的过程"瞬间刷屏各大媒体，成为大众热议的话题。如果我们能每天睡足 10 小时，也会像她一样成功吗？睡眠真的对我们那么重要吗？

1. 不同年龄阶段，睡眠需要不同

根据美国睡眠医学会（AASM）最新指南，人们的睡眠需求会随着年龄增长而变化，成年人平均睡眠需要 7~9 小时，详见下表。

不同年龄阶段推荐睡眠时间表

年龄	推荐睡眠时间
3~5 岁	10~13 小时
6~12 岁	9~12 小时
13~18 岁	8~10 小时
19~60 岁	≥7 小时
61~64 岁	7~9 小时
≥65 岁	7~8 小时

2. 充足睡眠的益处

有研究显示，大脑中存在废物清理系统，又称类淋巴系统（Glymphatic），当脑脊液快速流经脑组织时，可将 β 淀粉样代表和

Tau 蛋白等毒素清理，防止脑细胞衰老，促进记忆力以及注意力。特别在深度慢波睡眠时，更有助于废物清除和损伤恢复，可能使人更容易地解决问题，更富于创造力，学习和工作效率全面提升。同时，充足睡眠也有增强免疫力、延缓衰老、调节情绪的作用。

3. 长期失眠会引发什么

中国睡眠研究会（CSRS）最新数据显示，目前我国成人每天平均睡眠时间为 6.5 小时，有超过 3 亿人存在睡眠问题。失眠最常见的原因是社会心理因素，包括考前焦虑、工作压力、家庭矛盾、婚姻危机、失去亲人等。长期失眠则会出现精力减退、疲乏无力、注意力集中困难、记忆力减退，甚至引发焦虑或抑郁等问题。

四、如何保持良好睡眠

1. 良好的生活习惯

避免长期食用咖啡、酒精及其他刺激性食物等，睡前 2~3 小时大量进食。切勿长时间使用电子产品。

2. 规律的生活作息

早睡早起，每天固定的时间段睡觉和起床，节假日也不要例外。白天切勿长时间补觉。

3. 舒适的睡眠环境

卧室可采用蓝色或绿色进行布置，温度适宜，调暗卧室光线，营造安静的睡眠氛围。

4. 良好的心理调适能力

面对各类生活事件，能用科学的方法对自身认知、情绪、意志、意向等心理活动进行调适，保持或快速恢复至正常状态。

5. 适当的体育锻炼

下午或傍晚进行适度的体育锻炼，能有效改善睡眠问题。但睡前一小时避免剧烈运动或健身，降低睡前交感神经兴奋水平。

睡眠问题已经成为当今社会高速发展过程中的普遍现象，也是影响人们生活质量的重要因素。通过世界睡眠日让更多的目光聚焦于此，让我们拥有良好睡眠，与健康同行。如果您长期受睡眠问题的困扰，应及时到医院寻求专业的心理咨询或药物干预。

作者介绍

▶ **童捷**

同济大学附属精神卫生中心（上海市浦东新区精神卫生中心）心境障碍科主治医师、心理治疗师

上海市中西医结合学会精神疾病专委会青年委员

上海市浦东新区医学会精神医学专委会青年委员

济宁医学院精神卫生系教师

全科住院医师规范化培训基地教师

从事精神和心理卫生工作近二十年，擅长精神科常见疾病的诊治，尤其在抑郁障碍、双相情感障碍、睡眠障碍等方面具有丰富的临床和教学经验。发表学术论文多篇，参编多部心理科普书籍。

正青春，对毒品说"不"

　　截至 2021 年，全球新型精神活性物质共 1047 种，其中我国已累计发现 317 种。新型毒品经过乔装打扮，极具隐蔽性和诱惑性，逐渐将魔爪伸向涉世未深的青少年。如何甄别新型毒品、了解青少年的心理特征、知晓新型毒品的精神毒害可能是当前青少年禁毒宣传的重心。

一、新型毒品种类及作用机制

1. 中枢兴奋剂类

　　（1）冰毒：又称甲基苯丙胺（MATM），是一种纯白色结晶体，晶莹剔透，形似冰块，加工成片剂或丸剂又称麻古或麻古丸。可作用于交感和中枢神经系统，具有中枢兴奋及外周、β－肾上腺能受体兴奋作用，能产生强烈的生理兴奋而成瘾。

　　（2）咖啡因：是化学合成或从茶叶、瓜拿纳的果实及叶片等提炼出来的一种生物碱，可产生中枢兴奋作用。

　　（3）面面儿：又称安钠咖，化学名为苯甲酸钠咖啡因，临床用于治疗中枢神经抑制及麻醉药引起的呼吸衰竭和循环衰竭，但存在严重的药物依赖性和不良反应。

2．致幻剂类

（1）K粉：又称氯胺酮（KT），是苯环己哌啶的衍生物，可抑制中枢丘脑－新皮层系统，选择性地阻断痛觉，长期使用会导致神经中毒反应。

（2）奶茶粉：主要成分为氯胺酮和冰毒，用水或饮料冲调后形似奶茶，迷惑性较强，服用后使人极度亢奋并产生幻觉，持续时间较长。

（3）六角：又名2C-B或爱神，主要成分为2,5－二甲氧基－4－溴苯乙胺，具有较强精神兴奋和刺激作用，其效果是冰毒的10倍。

（4）其他：还有诸如2C-I、浴盐、1-（3－三氟甲基苯基）哌嗪、麦角乙二胺（LSD）、迷幻蘑菇等新型致幻剂。

3．中枢兴奋和致幻剂类

（1）摇头丸：其成分为二亚甲氧甲基苯丙胺（MDMA），通过提高中枢神经系统五羟色胺（5-HT）、多巴胺和去甲肾上腺素的功能水平而发挥其毒性作用，使中枢神经产生强烈兴奋快感，出现摇头和妄动现象。

（2）4－甲氧基甲基安非他命（PMMA）：为白色晶状体，具有迷幻及交感神经兴奋的作用，过量使用引起发高烧、休克、心律不齐、抽搐、昏迷、全身出血及猝死。

4．中枢抑制剂类

（1）三唑仑：又名海乐神、蒙汗药、三唑氯安定，无色无味，易溶于水及各种饮品中，具有镇静，催眠等作用，长期服用容易导致药物依赖。

（2）γ－羟基丁酸（GHB），俗称神仙水，能影响GABA的合成与释放及 DA 神经元电活动，可短时间内抑制中枢神经系统及呼吸系统。

二、青少年吸毒行为心理特征

1. 猎奇心理

青少年遇到新奇事物后，容易产生强烈的尝试意念，寻求刺激带来的快感。尤其对处于心理发育阶段的青少年来说，目睹或听闻他人吸毒的过程或体验，容易深陷毒害而无法自拔。据统计，85.7%的吸毒人员因猎奇心理身陷囹圄，其中 18~25 岁比例高达93.3%[1]。

2. 追求时髦

"吸毒可以炫富""明星也在玩"等错误观念被包装成时髦的外衣，特别当新型毒品被冠以"奶茶""蓝精灵""开心水"等时尚称呼时，青少年容易产生不亲身尝试就是落伍、反正对身体也无害的歪曲认知。

3. 消遣烦闷

当面对繁重的学习任务、巨大的升学压力、残酷的就业抉择，青少年缺乏足够的心理承受能力，无法进行合理的自我心理调适。此时，毒品容易趁虚而入，使青少年误认为是摆脱烦闷的神药。

4. 青春期叛逆

青少年正经历着自我意识快速发展的阶段，强烈的独立意识容易萌发青春期叛逆。尤其对父母或老师的教育产生逆反心态，通过

---

[1] 李冠军，李娜，郑雯慧，等. "新型毒品"与"传统毒品"滥用者的心理和行为特征比较研究[J]. 中国药物依赖性杂志，2011, 20(2):5.

诸如吸毒、逃学等极端的行为方式，迫切希望摆脱他人的监管，对任何事物都倾向于批判的态度。

5. 同伴压力

"别人都在玩，我不玩感觉不合群""我不合群，是不是我就是异类了"，青少年往往想尽快融入"朋友圈"，希望自己得到他人的关注和肯定。在这种同伴压力的影响下，青少年自身的判断能力被削弱，无法直截了当拒绝错误的决定[1]。

三、新型毒品对青少年的身心的危害

1. 生理危害

长期吸食毒品可导致重要脏器功能受损，全身组织病理变化，引起全身免疫水平低下，出现脑功能损害、急慢性肝炎、肺炎、败血症、心或肾功能衰竭。

2. 精神毒害

新型毒品对青少年神经系统的发育可能产生严重影响，轻者出现记忆力下降、失眠、焦虑，重者则出现幻觉或妄想等精神病理症状、人格改变，甚至冲动、伤人、自残或自杀。

3. 戒断反应

新型毒品生理戒断反应轻于传统毒品，但仍会出现全身不适和慢性疼痛。虽然经过脱毒治疗后，生理戒断反应可明显改善，但心理戒断反应则难以消除，可出现极度烦躁、全身不适，促使"觅药行为"的发生。

---

[1] 龚洁，曾晶，，Xinguang Chen，等. 知识、态度、社会规范对青少年新型毒品使用的影响研究[J]. 中华流行病学杂志，，2007，28(10):4.

4. 感染疾病

由于青少年吸毒者常共用注射器和容器、不洁性行为，极易感染各类传染性疾病，如艾滋病、丙型肝炎、梅毒等。《2021 年中国艾滋病疫情与防治工作进展》显示，吸毒人群中艾滋病毒感染者占现有感染总数的 44.3%。

5. 学业影响

青少年防范意识薄弱，一旦沉迷于毒品后，则无法继续将注意力集中于学业，出现逃学、辍学等行为，继续从毒品中找寻快乐。

6. 违法犯罪

不法分子通常利用青少年自控能力差、违法意识淡薄的特点，通过引诱、胁迫等手段，使青少年误入歧途，加剧了各类违法犯罪活动的发生。

"青春如初春，如朝日，如百卉之萌动，如利刃之新发于硎。"

少年的你，应培养自尊慎独的精神，勿因好奇和无知，让毒品有机可乘，坚决对毒品说"不"，共同守护我们的绿色青春。若在此过程中出现心理问题或依赖，应寻求专业的心理干预。

作者介绍

▶ **童捷**

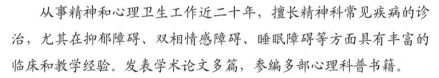

同济大学附属精神卫生中心(上海市浦东新区精神卫生中心)心境障碍科主治医师、心理治疗师

上海市中西医结合学会精神疾病专委会青年委员

上海市浦东新区医学会精神医学专委会青年委员

济宁医学院精神卫生系教师

全科住院医师规范化培训基地教师

从事精神和心理卫生工作近二十年,擅长精神科常见疾病的诊治,尤其在抑郁障碍、双相情感障碍、睡眠障碍等方面具有丰富的临床和教学经验。发表学术论文多篇,参编多部心理科普书籍。

▶ **孙喜蓉**

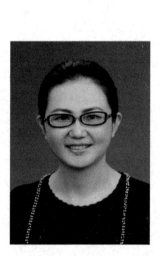

主任医师、教授、国家二级心理咨询师

上海市浦东新区精神卫生中心(同济大学附属精神卫生中心)业务院长、党总支委员,浦东新区优秀学科带头人

上海市浦东新区医学会精神医学专委会主任委员

上海市中西医结合学会精神疾病专委会副主任委员

上海市医师协会精神科医师分会副会长

上海市中医药学会脑病分会常务委员

上海市心理卫生学会第六届理事会理事

西部精神医学协会物理诊疗专委会副主任委员

中国中医药研究促进会精神卫生分会常务委员

中国女医师协会心身医学与临床心理学专委会委员

中国医师协会精神科医师分会物理治疗工委会委员

上海市医学会精神医学专科分会委员

上海市医学会行为医学专科分会委员

上海市女医师协会医学科普专委会委员

上海市医院协会精神卫生中心管理专委会委员

从事精神科二十余年，擅长精神科常见疾病的诊治，尤其在抑郁障碍、双相情感障碍等的诊治及 rTMS 治疗有很独特的见解。承担局级以上科研项目十余项，先后在国内外核心期刊上发表论文四十余篇，主编或参编《临床药物治疗学》等 8 部，专利 8 项。

共同关注青少年心理健康

一、早期创伤对儿童、青少年身心健康成长的影响

1. 儿童早期发展的重要性

"幸福的童年治愈一生，不幸的童年用一生来疗愈！"这句话充分强调了儿童早期发展对个体一生的生命质量将产生至关重要的影响。国际上越来越多的国家认识到儿童早期发展的重要性对未来社会具有十分重要的意义[1]。世界卫生组织（WHO）定义儿童早期阶段包括受孕、孕期、分娩和出生年满 8 岁。这是儿童体格的生长、器官系统的发育和心理行为的全面健康发展的时期。儿童早期是神经系统发育的关键时期，我国 2019 年启动的《健康中国行动—儿童青少年心理健康行动方案（2019~2022 年）》，目的是健全出生缺陷防治体系，进一步完善神经系统的发育，促进儿童青少年心理发育、自我表达、学习能力、社会发展。

2. 影响儿童早期发展的因素

影响儿童早期发展的因素非常广泛，涉及孕期营养、孕妇的基

---

[1] 毛萌，杨.J. 教育生物学杂志，儿童早期发展的社会生物学意义. 2014. 2(3): 139.

础健康状况、孕妇的活性物质使用状况、备孕期间的心理健康状况；婴儿出生后营养、生理健康条件，主要抚养人的心理状况、受教育程度；儿童生活的家庭经济条件，被抚养的语言环境、家庭成员之间的关系、家庭氛围和儿童成长中的不良经历，家庭的代际创伤。近年来，儿童早期创伤越来越受到国内外研究者、临床工作者的重视，被认为是儿童青少年甚至是成年后罹患各种心理问题、精神障碍的可预防的重要的风险因素。

3. 什么是早期创伤

早期创伤是指个体在受孕期、分娩过程中、早期抚养，以及成长过程中经历了躯体和心理的伤害后出现心理和生理的症状。早期创伤既可是儿童亲身经历，也可以是间接经历。早期创伤包括特指的童年期创伤：成长过程中严重和（或）频繁的精神虐待、躯体虐待、性虐待、精神忽视、躯体忽视；同时包括因为不良的家庭功能造成的创伤：例如父母持久的不良情绪（急躁、抑郁、焦虑等），父母间频繁的冲突、家庭成员入狱、活性物质滥用、母亲是家庭的受虐者，以及家庭成员有精神障碍；另外还包括：家庭搬迁、转学、亲人分离、同胞被虐待、校园欺凌、目睹邻里暴力、意外事故、严重疾病、自然灾害、战争或严重人为事故，以及持久的正向的压力（家长的高期待、同侪间高竞争压力）等。

国内外研究显示，早期创伤是全球普遍的现象，14%~43%的人至少经历过一个创伤事件[1][2]，大约有 68％的 16 岁前儿童青少年经

---

[1] Geng, J., et al., Does childhood maltreatment increase the subsequent risk of problematic smartphone use among adolescents? A two-wave longitudinal study. 2022. 129: 107250.

[2] Stoltenborgh, M., et al., The prevalence of child maltreatment across the globe: Review of a series of meta‐analyses. 2015. 24(1): 37-50.

历或目睹过创伤性事件。即便如此，早期创伤却并没有被广泛识别，或没有引起足够的重视，究其原因，可能因为早期创伤造成的危害绝大部分不是眼前的损害，而是对神经系统、心理发展甚至体格生长造成的伤害是不易被察觉的、累积的、逐渐显现的，等到我们感觉孩子有问题时，孩子可能已经是青少年或成年了。所以，不难理解，面对当下心理出状况的孩子，原因可能需要追溯到孩子生命开始的早期阶段。

4. 早期创伤对个人造成的危害有哪些

早期创伤严重危害儿童青少年身心健康[1]，从发展角度看，早期创伤对儿童青少年造成的破坏几乎是全面性的、灾难性的[2]。

有大量研究显示并强调，早期创伤会造成神经系统发育不良，出生前 2 个月到出生后 8 岁期间是大脑神经发育的关键时期，儿童脑容量进一步增加，不断完善神经髓鞘化、神经触突间的连接，日趋完善神经功能。早期创伤会导致大脑体积减小，大脑皮质变薄，大脑灰质和白质发育异常、完整性降低，影响神经髓鞘化的形成；大脑应激系统异常激活，导致神经递质异常分泌，持久存在的压力激素会进一步损害大脑结构及功能的发展[3]。

神经生物系统是心理发展的物质基础，早期创伤会损害神经生

[1] Bernstein, D.P., et al., Development and validation of a brief screening version of the Childhood Trauma Questionnaire. 2003. 27(2): 169-190.

[2] Courtney, D.M., EMDR to Treat Children and Adolescents: Clinicians' Experiences Using the EMDR Journey Game. Journal of Emdr Practice and Research, 2016. 10(4): 245-255.

[3] Teicher, M.H., J.B. Gordon, and C.B.J.M.p. Nemeroff, Recognizing the importance of childhood maltreatment as a critical factor in psychiatric diagnoses, treatment, research, prevention, and education. 2022. 27(3): 1331-1338.

物系统的发育，从而会影响儿童认知的发展、情绪调节、行为控制、人际关系发展、专注力、执行能力，甚至智商等方面的发展，会导致各种心理问题或精神障碍。早期创伤会破坏儿童内在安全感，影响儿童对他人的信任、社交退缩、低自信、低自尊，情绪失调和失控或成瘾行为等[1][2][3][4]。童年早期的养育经历、创伤性经历对儿童社会心理发展的影响深远，很多成年期心理问题，如抑郁、焦虑、创伤后应激障碍、人格障碍、品行障碍、心境障碍、反社会行为、物质滥用、自杀现象、性功能障碍等与此高度相关[5]。

5．如何预防或尽量减少降低早期创伤给儿童造成的危害

早期创伤是儿童身心问题的可预防的重要风险因素。最重要的在于预防，如果无法避免创伤的经历，则应该尽量降低创伤所造成的危害。原则是尽早识别、尽早干预。有研究者提出三级干预体系。

初级干预：提高家人对早期创伤的重视，尽量做好备孕准备，孕妇保持恰当的饮食、行为习惯。如有心理健康问题尽早就医处理，

---

[1] Hagborg, J.M., et al., Gender differences in the association between emotional maltreatment with mental, emotional, and behavioral problems in Swedish adolescents. 2017. 67: 249-259.

[2] Ma, S., Y. Huang, and Y.J.F.i.p. Ma, Childhood maltreatment and mobile phone addiction among Chinese adolescents: loneliness as a mediator and self-control as a moderator. 2020. 11: 813.

[3] Wu, C.-H., M.A. Griffin, and S.K.J.J.o.V.B. Parker, Developing agency through good work: Longitudinal effects of job autonomy and skill utilization on locus of control. 2015. 89: 102-108.

[4] Afifi, T.O., et al., Protective Factors for Decreasing Nicotine, Alcohol, and Cannabis Use Among Adolescents with a History of Adverse Childhood Experiences (ACEs). 2022: 1-19.

[5] 张艳卿，童年创伤经历评定量表的编制. 2006, 山东大学.

保持孕妇或新手妈妈的良好的情绪，保持健康的家庭氛围，如有家庭应激事件应尽早寻求适应的应对资源，重视儿童成长的家庭环境，家庭成员之间健康的关系。

二级干预：提高家长、幼儿园，以及小学老师对创伤事件的识别，尤其是对隐形的校园欺凌行为保持足够的敏感性。多关注孩子的情绪、行为变化，对孩子保持足够的耐心，以便及时发现可能的创伤事件，杜绝创伤事件的持续性，并给予孩子心身有效的支持。

三级预防：一旦发现有创伤造成的情绪、行为等方面的影响，则需及时寻求专业的治疗，将伤害降到最低。

二、青少年网络过度使用的危害性以及家长的应对方式

1. 网络过度使用的严峻现状

随着网络以及智能电子设备的发展[1]，上网已成为人们生活的一部分。近三年新冠肺炎疫情的持续发生，导致青少年居家网课时间增多，网络使用的人群明显低龄化[2][3]。在中国，截至 2021 年 12 月底，未成年人网络普及率达 94.9%，远高于普通人群 73%的网络普及率。在欧洲，近 75%的欧洲青少年每天花 4 小时进行在线活动[4]。虽然网络给青少年带来的积极作用不言而喻，但对青少年各个方面

[1] Kuss, D.J. and J.J.A.b. Billieux, Technological addictions: Conceptualisation, measurement, etiology and treatment. 2017. 64:231-233.

[2] Lozano-Blasco, R., A.Q. Robres, and A.S.J.C.i.H.B. Sánchez, Internet addiction in young adults: A meta-analysis and systematic review. 2022: 107201.

[3] 中华人民共和国国家互联网信息办公室，第 49 次中国互联网络发展状况统计报告. 中国互联网络信息中心，2022.

[4] Martins, M.V., et al., Adolescent internet addiction–role of parental control and adolescent behaviours. 2020. 7(3):116-120.

造成的不良影响同样瞩目[1]。由于青少年尚处于心身急速成长的时期，认知能力尚不成熟，并没有完全发展出他们的批判性思维能力和界限感，自我控制能力也处于不成熟阶段，所以，青少年容易陷入网络问题使用模式，是网络成瘾的高风险人群[2][3][4][5]。青少年网络成瘾发病率明显高于普通人群[6][7][8]，新冠肺炎疫情以来青少年网络成瘾发病率显著提高，在亚洲的青少年和年轻人中网络成瘾率在2.4%~37.9%[9]。

2. 青少年网络过度使用的危害性

网络成瘾给青少年带来的负面影响不仅是心理健康的损害，例如影响情绪发展（产生焦虑、抑郁的不良情绪），社交焦虑，人格退行，社群恐惧，以及加剧自我消极认知等不良影响[10][1]。而消极情

---

[1] Fineberg, N.A., et al., Manifesto for a European research network into Problematic Usage of the Internet. 2018. 28(11): 1232-1246.

[2] Chen, H.-C., et al., Association of internet addiction with family functionality, depression, self-efficacy and self-esteem among early adolescents. 2020. 17(23): 8820.

[3] Truong, A., et al., Addictive disorders in adolescents. 2017. 40(3): 475-486.

[4] Hurd, Y.L., et al., Trajectory of adolescent cannabis use on addiction vulnerability. 2014. 76: 416-424.

[5] Kanacri, B.P.L., et al., Trajectories of prosocial behavior from adolescence to early adulthood: Associations with personality change. 2014. 37(5): 701-713.

[6] J Kuss, D., et al., Internet addiction: A systematic review of epidemiological research for the last decade. 2014. 20(25): 4026-4052.

[7] Dieris-Hirche, J., et al., Media use and internet addiction in adult depression: A case-control study. 2017. 68: 96-103.

[8] Flora, K., Internet addiction disorder among adolescents and young adults: the picture in Europe and prevention strategies. 2015.

[9] Kuss, D.J., A.M. Kristensen, and O.J.C.i.H.B. Lopez-Fernandez, Internet addictions outside of Europe: A systematic literature review. 2021. 115: 106621.

[10] Huang, Y., et al., Abnormal brain activity in adolescents with Internet addiction who attempt suicide: an assessment using functional magnetic resonance imaging. 2020. 15(8):1554.

情绪、社交焦虑等又加剧了青少年网络使用行为[2]。另外，网络成瘾还危及青少年身体健康，成瘾对大脑具有长期而强烈的影响，是一种会改变大脑结构和功能的慢性疾病。会造成青少年睡眠节律紊乱、认知、注意力、执行能力、控制能力等方面的损害[3]。最终网瘾导致青少年诸多社会功能受到损害，如学业失败、人际退缩、家庭关系进一步恶化等[4]。

3．青少年网络过度使用原因

Young 早在 1996 年就已经定义了网络成瘾这一问题[5]，并且研究者也提出导致青少年网络成瘾的原因很广泛、很复杂，很难解决，并且有复发的风险[6]。网络成瘾的原因涉及个人因素，如：个性特质、成长经历、行为应对模式；以及心理健康状况等；环境因素：在诸多相关因素中，尤为重要的是不良的家庭环境，以及童年期创伤。Mc Master 家庭功能模式理论认为，家庭的角色是为成长的个体在身体、社会和心理上的发展和成长提供恰当的环境条件，包括解决问题、情感参与、情绪反应、沟通和行为控制[7]。有研究者提出不良的

[1] Wei, L., et al., Brain controllability and morphometry similarity of internet gaming addiction. 2021. 192:93-102.

[2] Petry, N.M. and C.P. O'Brien, Internet gaming disorder and the DSM‐5. 2013.

[3] Arslan, G.J.C.i.H.B., Psychological maltreatment, forgiveness, mindfulness, and internet addiction among young adults: A study of mediation effect. 2017. 72:57-66.

[4] Gür, K., et al., Internet addiction and physical and psychosocial behavior problems among rural secondary school students. 2015. 17(3): 331-338.

[5] Young, K.S., R.C.J.C. Rogers, and behavior, The relationship between depression and Internet addiction. 1998. 1(1): 25-28.

[6] Lindenberg, K., K. Halasy, and S.J.C.C.T.C. Schoenmaekers, A randomized efficacy trial of a cognitive-behavioral group intervention to prevent Internet Use Disorder onset in adolescents: The PROTECT study protocol. 2017. 6: 64-71.

[7] Dai, L. and L.J.O.J.o.S.S. Wang, Review of family functioning. 2015. 3(12): 134.

家庭环境可能是网瘾的一个重要危险因素[1][2][3]，父母对青少年过度心理控制、不良的沟通以及家庭成员间的不良情感关系、亲子关系僵化，都会阻碍了青少年心理发展－限制青少年自主能力、形成不适应性的人际关系，情绪和行为的失控以及低自尊等[4][5]，从而促使青少年网络成瘾的发生率提高[6][7][8][9]。

4. 网络过度使用形成的过程

"冰冻三尺非一日之寒"，网络过度使用也非一夜之间形成的，只是这个过程没有引起家长足够的重视，一般网络过度使用也经过几个阶段。

第一阶段促发因素。网络可获得性：电子产品在孩子房间内，

[1] Shek, D.T., L.J.J.o.p. Yu, and a. gynecology, Adolescent internet addiction in Hong Kong: prevalence, change, and correlates. 2016. 29(1): S22-S30.

[2] Patrão, I. and D.J.L.P. Sampaio, Dependências online: o poder das tecnologias. 2016: 15-26.

[3] Yu, C., et al., Gratitude, basic psychological needs, and problematic Internet use in adolescence. 2012. 28(1): 83-90.

[4] Tariq, I., S.J.J.o.P. Majeed, and A. Psychology, Poor Family-Functioning and Lack of Interpersonal Support as Predictors of Online Gaming Addiction in Adolescents. 2022. 3(1): 53-68.

[5] Jimeno, M., et al., Role of attachment and family functioning in problematic smartphone use in young adults. 2022. 43(2): 375-391.

[6] Shi, X., J. Wang, and H.J.C.i.H.B. Zou, Family functioning and Internet addiction among Chinese adolescents: The mediating roles of self-esteem and loneliness. 2017. 76: 201-210.

[7] Lukavská, K., J. Vacek, and R.J.J.o.B.A. Gabhelík, The effects of parental control and warmth on problematic internet use in adolescents: A prospective cohort study. 2020. 9(3): 664-675.

[8] Casaló, L.V. and J.-J.J.C.i.H.B. Escario, Predictors of excessive internet use among adolescents in Spain: The relevance of the relationship between parents and their children. 2019. 92: 344-351.

[9] Dong, B., et al., Social anxiety may modify the relationship between internet addiction and its determining factors in Chinese adolescents. 2019. 17(6): 1508-1520.

睡觉时也在身边，网络无限制使用。家长因素：家长放任或不当管控，甚至家长自己无节制使用，或邀请孩子一起无节制玩；亲子沟通不当，加剧关于电子产品使用的冲突。同伴影响：朋友同伴都在玩，朋友的邀请，网友的支持。

第二阶段代偿心理。孩子存在现实中的学业、人际等方面压力，情绪问题、抑郁、焦虑、愤怒、痛苦等，内心的空虚、无意义、无价值、低自尊、挫折、孤独等感受。上网可以一时忘却烦恼、享乐避苦，获得现实中缺失的归属感、愉快感、成就感、意义感，在网络中体验："我厉害""我爽"的积极感受。

第三阶段失控行为。对网络的过度使用会过度激活大脑犒赏中枢，削弱大脑前额叶的执行功能，导致行为控制能力下降。进一步导致孩子网络行为－负性情绪－对自我负面评价的恶性循环。

5. 家长如何帮助孩子合理使用网络（电子产品）

对于网络过度使用应以预防为主，一旦形成网络成瘾，则需要尽早评估和干预。为了有效预防孩子网络及电子产品过度的使用，家长可以从以下几个方面尝试，帮助孩子合理、健康地使用网络及电子产品。

（1）倾听孩子的需求——共情：设身处地倾听、感同身受、用家长的话说出孩子的心声，让孩子感受到家长对他的关心、接纳、理解，使他愿意进一步与家长分享与探索。

（2）共同遵守规范要求：家长与孩子共同商议并签订健康上网规范，家长和孩子共同遵守，孩子最看不惯家长的双标行为。电子产品放置家中公共空间，使用网络的合适的时间、时长。低龄孩子，家长尽量陪同孩子一起上网，了解其所选择的网站、浏览的内容、孩子的心理需求，教导其安全健康上网的意识。平时经营好与孩子的亲子关系，有了好的关系才能做好相关的规矩。以此，有利于培养孩子使用网络产品的良好习惯，还有利于降低网络伤害性事件发生。

（3）提高心理积极体验：用心经营家人之间的关系，创造并享受与孩子相处的"同在感"。让孩子感受到家庭的关心、温暖，碰到困难时家庭是自己的支持力量，在家庭互动过程中让孩子感受到来自家长的尊重与平等，家长或许会发现孩子是远超乎家长想象的通情达理，你敬他一尺，他敬你一丈，这样有利于培养孩子内在的自尊感、对家庭的归属感。家长需要以长远眼光、多维度评价孩子，不以学习成绩为唯一的评价标准，细心找出孩子身上任何细微的、值得肯定的优点、长处，让孩子看到自己身上的闪光点，提高孩子自我价值、自我意义感。家长及时、敏感地觉察到孩子异常的情绪和困难，站在孩子的视角，感同身受地帮其寻找适合的解决办法，而非让孩子担心家长进一步的批评指责。

（4）创造多样化现实替代性活动：在闲暇时间，家长陪同孩子多做一些其他的活动，例如互动游戏、家务活、手工、画画、下棋、唱歌、阅读、做西点、聊天、户外运动，等等。在活动中，家长尽可能向孩子传递家长对孩子的欣赏与关爱，不但增进家庭成员之间的情感，还能让孩子感受到家长用心的陪伴，孩子感受到自己生命存在的意义。

（5）对孩子的正面管教：家长对孩子言行举止的关注点即为孩子变化的地方，明确告诉孩子，家长希望他正确的行为，而并非一味地对孩子负面行为的指责、惩罚与控制，多肯定积极的变化，孩子积极的行为就会逐渐增多。

三、孩子厌学、拒学背后的原因以及应对原则

1. 青少年拒学行为的概念与现状

拒学即拒绝上学行为（school refusal），指的是 6~18 岁儿童青少年由于心理的、社会的原因（身体疾病和经济贫困除外），主动地拒绝上学或难以整天坚持在课堂学习的现象。不仅包含长期不上学行为，也包含那些在胁迫下上学的行为，多数学生经常表现出波动的上学模式。拒学概念最早出现于 20 世纪 50 年代，有一些教育界学者提出了拒学的概念，用以定义那些由于心理因素造成的不上学行为，其基本背景仍然是基于儿童与母亲的分离焦虑和对学校的恐惧。20 世纪 60 年代开始，社会逐渐接受了用拒学这一概念来定义由情绪障碍引起的儿童及青少年不能正常上学、并出现回避上学的行为问题[1]。到了 1996 年，Kearney 和 Silverman 提出拒学比较具体的症状学特征，包括：完全不上学；或上课时间中途离开学校；出现回避上学的行为表现，比如早晨起床发脾气、表现出躯体化症状（头痛、腹痛和呼吸困难等）、哀求父母允许他们不去上学待在家里。Kearney 等根据拒学严重程度将拒学分为七个等级：①威胁或哀求不上学；②早上反复出现回避上学的行为；③早上反复耍赖，需要陪同上学；④偶尔不上学或缺课；⑤反复交替出现不上学或缺课；⑥在一个学期中的大部分时间完全不上学；⑦完全长期不上学[2][3]。

---

[1] Aldaz, E.D., et al., Estimating the prevalence of school refusal and school-related fears. A Venezuelan sample. 1984. 172(12): 722-729.

[2] Erdős, P. and M. Szalay, Behavioral theories and treatment of anxiety. 1984: Behavioral Theories and Treatment of Anxiety.

[3] Bernstein, G.A., et al., Treatment of school refusal: one-year follow-up. 2001. 40(2): 206-213.

拒学概念出现至今，尤其新冠肺炎疫情以来，青少年拒学行为在国内外均越来越凸显，已有许多关于拒学现状的研究报告。在欧美，有 5~35％的青少年存在各种原因引起的拒学行为[1][2][3]。日本学者对青少年拒学行为已有 50 多年的研究，存在拒学行为的学生数在不断增加。而据我国一些大中城市的报道，前来儿童青少年精神科或心理门诊就诊的首位问题是"不上学"，且人数逐年增加。

2．青少年拒学行为的原因分析

国内外现有研究显示，导致青少年拒学行为的原因可能涉及多方面，最重要的是与各种情绪困扰相关[4]。拒学行为是众多不同方面的因素交互叠加综合影响的结果，包括社会因素、学校及同伴关系因素、家庭因素，以及个人因素等。

（1）社会因素：社会风气和生活方式的多样化；社会普遍存在的升学焦虑与压力；互联网及电子产品的高度普及化，即刻满足的愉快感；贫困社区生活成本的支出压力；群体社会化会对青少年的自我评价、集体认同、行为等诸多方面的影响[5]；负性生活

[1] 胡静敏，儿童及青少年拒绝上学问题与家庭教养方式、焦虑情绪障碍及一般自我效能感关系的研究. 2011, 中国医科大学.

[2] Kearney, et al., Bridging the gap among professionals who address youths with school absenteeism: Overview and suggestions for consensus. 2003.

[3] Kearney, C.A., School refusal behavior in youth: A functional approach to assessment and treatment. 2001: School refusal behavior in youth: A functional approach to assessment and treatment.

[4] Heyne, D., et al., Differentiation between school attendance problems: Why and how? 2019. 26(1):8-34.

[5] 青年研究，城市青少年的逃学与拒学研究:一个群体社会化的解释框架——以广州市的个案研究为例. 2012. 000(006): 1-12.

事件以及社会支持系统的匮乏均对青少年的拒学行为存在相关的影响[1][2]。

（2）学校及同伴关系因素：青少年正处于逐渐社会化的过程中，形成自我同一性的时期，这个时期的青少年开始探索自身的价值、意义，特别关注周围人怎么看待、对待自己。学校是除家庭以外他们的主要活动场所，所以，青少年所处的校园文化、氛围，学校的授课模式，与老师及同学的关系都会对个体产生多方面的影响。青少年对自己的认知、情绪、行为、在学校、班级的集体效能感、归属感等。如果青少年不认同学校的氛围或校园文化，或不能适应学校的授课模式、课程设置，在群体中感受到负面的师生关系、同学关系，甚至感受到来自老师或同学的压力或欺凌，这会恶化个体在学校的处境，会导致青少年对自己心理同一性认知的混乱、冲突，产生对学校的负面认知或恐惧[3][4]。

（3）家庭因素：青少年拒学行为与主要抚养人的性格及情绪特点、亲子关系、父母的养育态度、家庭气氛、家族关系等方面都密切关联。主要抚养人病理性的性格或情绪会给儿童青少年传递不恰当的认知、情绪，并形成不当的应对方式[5]。比如家庭溺爱或过度控

[1] 陈玉霞，杨海荣. 教育导刊:上半月， 拒绝上学中学生家庭教养、生活事件及社会支持研究. 2013(4): 31-33.

[2] 高柏慧，儿童青少年拒绝上学行为原因的研究进展. 2015(02): 135-139.

[3] Fukuya, Y., et al., Association Between Parenting and School Refusal Among Elementary School Children in Japan: Results From A-CHILD Longitudinal Study. 2021. 9.

[4] Kose, S., B. Baykal, and R.K.J.A.J.o.P. Bayat, Mediator role of resilience in the relationship between social support and work life balance. 2021(2).

[5] Heyne, D., et al., School refusal and anxiety in adolescence: non-randomized trial of a developmentally sensitive cognitive behavioral therapy. 2011. 25(7): 870-878.

制与苛责、亲子关系紧张、孩子不被理解、亲子沟通不畅、家庭高期待，以及家庭信息传递不足等，家长过于重视孩子的学习而忽略了和孩子的沟通，均会在不同程度上促使子女形成高道德标准的社会价值观，使子女在评价自身的行为、态度和欲望时，往往过分苛刻和严厉，使孩子产生明显的罪恶感、耻辱感和自我谴责。同时父母过多的拒绝、否认的态度会使孩子的自尊心受挫，让孩子产生无能感、无价值感、无成就感，低自尊，给子女带来心理上的巨大压力。在个体的希望和挫折间形成心理冲突，可能导致个体出现各种情绪、躯体问题，从而导致拒学行为。

（4）青少年个人因素：①先天气质或个性特征：内倾、胆小、腼腆、高自尊、高期待、敏感、敌意，以及形成一些不良的应对方式等，容易导致个体在同伴中对自己或同伴关系的负性体验。②心理疾病或症状：拒绝上学与青少年心理问题有着密切的关系，如情绪障碍、社交焦虑障碍、躯体化症状（头痛、心慌、胸闷、腹痛、肌肉紧张、难以起床，入眠困难等）。③诸多因素会影响个人对环境适应能力，个体的社会交往能力不足，以及个体不适当的社会化过程会引发诸如自卑、缺乏安全感、不良情绪及不良的应对行为。④对自己和周围的不良认知及感受：学业中高期待与低动力、高挫败感与低成就感，会导致个体在学习过程中的负性自我效能感。⑤不良经历或长期压力的影响：青少年成长过程中经历过的来自家庭、学校相关的不良经历，或者长期面临的来自家庭或学校相关的高期待压力，都会给个体造成深远影响；对神经系统仍处在快速发育中的青少年，长期的压力会对神经生长、迁移和分化产生深远的影响。

3．青少年拒学行为的危害性

青少年拒学产生的危害涉及青少年个人、家庭、学校与社会多个层面。在个人层面，拒学在青少年的每个年龄阶段都会发生，该问题会给青少年带来短期和长期的影响。短期影响包括学习成绩下降，人际关系不良等；长期影响包括中断学业、不能顺利升学、不能独立生活、导致某些社会功能损害。拒学严重干扰了学龄期青少年学习和成长，通过不同的方式影响其自身、社会和家庭功能，也是日后罹患精神疾病的高危因素。拒学的学生不能获得有效的教育经历与成就，最终可能会导致其成年后的社会适应问题，如较低的社会地位与经济收入，家庭承担能力不够，失业、婚姻破裂，甚至造成不良的社会生活方式，如酗酒、吸毒、赌博、轻微犯罪与侵略行为等。拒学行为对于学校管理也造成极大的管理障碍，提高了学校的管理成本，增加了教师的工作压力，学校针对拒学的某些特殊矫正待遇也会促使其他学生和家长怀疑学校教育的平等性，进而还会引发家校冲突。长期拒学所形成的辍学，最终还会导致义务教育难以普及。对于社会而言，学生拒学短期会提高社区管理的监控和服务成本，长期还会塑造一个具有低劳动力底层群体，继而增加了社会福利支出、社会监控成本，并形成不良的社会底层文化。

4．青少年拒学行为干预现状

现有研究显示，对于儿童青少年拒学行为的有效干预，提倡早发现、早评估、早干预、综合干预。综合干预包括针对拒学行为的青少年个体的干预，家庭干预，学校、社会干预等。

（1）个体干预：包括心理干预、技能训练和药物干预。心理干预包括了解拒学原因、重建青少年不良认知，提高其任务管理，强化个体积极体验，提高学习动机，提高自尊心及自信心。如果存在校园相关的隐性创伤事件，必须处理创伤带来的负性体验；针对存在的心理问题必要时进行相应药物治疗；对于存在人际交往困扰的青少年进行相应的人际交往技能训练[1]。

（2）家庭干预：针对个体存在的不良家庭功能，进行相应的调整家庭关系，加强亲子情感连接、改善亲子沟通，以及引导青少年规则意识；家长给予青少年积极肯定，赋予合理期待；帮助家庭更好地、深入地理解孩子，真正的关怀、共情、理解和帮助孩子，做一个敏感而有力的家长。因此，改善青少年拒学行为必须有家庭的协同介入，指导家长更科学地养育孩子。除了学习成绩之外，更应着重培养孩子良好的社会适应和交往能力，以减少心理行为问题的发生和发展。

（3）学校的干预：提高学校对青少年拒学行为的重视，尽早发现、尽早介入。校方应及时了解拒学青少年的可能原因，及时做出学校层面积极地调整，并在学校层面给予青少年及时正面引导和恰当支持，提高其对学校的正面感受。

---

[1] 中国学校卫生，儿童青少年厌学和拒绝上学现状分析. 2007(10).

作者介绍

▶ **胡满基**

毕业于北京医科大学精神医学专业

上海市浦东新区精神卫生中心（同济大学附属精神卫生中心）儿少心理科副主任医师、国家二级心理咨询师、中级心理治疗师

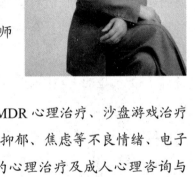

B 级沙盘游戏分析师、沙游督导师

中国 EMDR 学组注册治疗师

中国心理学注册系统，注册心理师（注册号：X-22-032）

上海市医学会儿少分会委员

累计临床个案数万小时，擅长 EMDR 心理治疗、沙盘游戏治疗等技术，以创伤视角对青少年或成人抑郁、焦虑等不良情绪、电子产品过度使用，以及亲子关系不良的心理治疗及成人心理咨询与治疗。

管好情绪，境随心转

新型冠状病毒肆虐，疫情严重影响着所有人的生活。由于疫情，让有些人产生负面情绪，或因疫情反复，生活出行备受影响而出现心理不适、烦躁焦虑等一系列消极情绪。大家都知道情绪会影响生活、学习和工作效率。如果一个人心情愉快、精力充沛，可以表现出强烈的创造力和丰富的感染力；如果情绪低落、精神不振，在工作上也容易出差错和事故。情绪是人际关系的纽带，更与健康息息相关。有研究发现，好心情则抵抗力增强；相反，长期的情绪不稳、情绪压抑，患重大心理、生理疾病的概率是情绪稳定人的 4 倍以上。体力活动累、工作累、不容易累垮一个人；但情绪不好，精神不振，可以搞垮一个人，因为这时人的免疫力降低了，易使人生病，甚至引发猝死。

一、什么是情绪

当我们意识到痛苦和快乐体验以及与之相伴的自主性唤醒（情感），并对情境做出评价时，情绪就产生了（喜、怒、哀、乐、惧）。从心理学的角度来讲，情绪就是指伴随着认知和意识过程产生的对外界事物的态度体验，是人脑对客观事物和主体需求之间关系的反应。譬如，人在疲劳时，会感到心烦气躁；生病时，会感到悲观忧郁；青春期，由于内分泌系统急剧变化，容易出现不稳定情绪；好友相聚高兴、考试来临焦虑等，没有任何缘由，大喜大悲，则是情绪不健康的表现。情绪无好坏之分，由情绪引发的行为或行为的后果有好坏之分，一般我们根据情绪所引发的行为的结果，将情绪划分为积极情绪和消极情绪两大类。积极情绪可使内分泌腺往血液中分泌肾上腺素，使机体充分发挥潜能，振奋精神，有利于身体健康。短暂的消极情绪不会对健康有太大影响，但长期或激烈的消极情绪会对身体健康造成损害，甚至导致死亡。人类65%~90%的疾病都与心理上的尤其是情绪的压抑有关，因此，乐观、开朗、心情舒畅的人，可使各种内脏功能健康运转，增强对外来不良因素的抵抗力；消极情绪可使内分泌失去平衡，长期的消极情绪可致血管性头痛、肌肉痛，可造成器官功能活动受到阻抑，如果反复出现这种情绪就可成为致病因素，并带来一系列不良后果。

心理学家利用猴子做实验。两只猴子同时关在笼子里，一只被捆住，不能动；一只可以在笼子里活动。实验者每隔20秒对猴子进行一次电击，每次放电前5秒，笼里的红灯就会亮起。笼里有一个开关，每当红灯亮起，只要按动开关就可以逃出笼子。可以自由活动的猴子发现了这个开关，每当红灯亮时，它就会按下开关逃出笼子；另一只猴子依然不能活动。在不断进行的过程中，有一只猴子死了，是那只可以自由活动的猴子它死于高度紧张！

杯弓蛇影的故事：乐广字彦辅，在河南做官，曾经有一个亲密的朋友，分别很久不见再来，乐广问朋友不来的原因。友人回答说："前些日子来你家做客，承蒙你给我酒喝，正端起酒杯要喝酒的时候，看见杯中有一条蛇，心里十分恶心，喝了那杯酒后，就得了重病。"当时，厅堂的墙壁上挂着一张弓，弓上有一条用漆画的蛇。

乐广猜想杯中的蛇就是弓的影子了。他在原来的地方再次请那位朋友饮酒，对朋友说道："酒杯中是否又看见了什么东西？"朋友回答说："所看到的跟上次一样。"于是乐广就告诉他其中的原因，疑团解开，朋友心情豁然开朗，长久而严重的病顿时就好了。

心理学中的"野马效应"。有一种蝙蝠，依靠吸食动物的血生存，它们常常会去叮野马的血。哪怕野马暴怒、狂奔、躲避，可就是拿这些蝙蝠没有办法，最后蝙蝠吸完血满足地离开了，很多野马却被折磨死了。其实，蝙蝠吸的血量很少，并不足以让野马失血过多而死，野马真正的死因是：它们因为被蝙蝠吸血而脾气暴躁、不停狂奔，最后活活累死。

由此可见，生理状态影响情绪、客观情景影响情绪，情绪与期望相联系，情绪也取决于个体对事件的看法。

当生活中的困难来袭，那些外界的因素往往不足以致命，导致危机产生的真正原因是内在情绪的失控。比如因为一些芝麻小事就大动肝火，因别人的过失而伤害自己。生活不总是一帆风顺的，如果不懂得管理好自己的情绪，长期积累下来，身体的免疫系统就会失控，各种疾病便会因此产生。在一些违法案例中，当事人往往事后追悔莫及，可见情绪失控下的冲动是魔鬼！避免自己的情绪失控很重要，不要因为生活中的10%的不可控，而毁了90%可控的人生。

二、为什么每个人的情绪发生及反应不一样

对于同一件事情或者同样的结果，不同的人会有不同的情绪反应；即使是同一个人，在不同的时间和场合遇到同一件事情，也会有不同的情绪反应。ABC 情绪理论指出：情绪（C）引发行为，信念（B）决定情绪，情绪是可以主动调节的，情绪不完全被动地由事

情本身或其结果决定，主要取决于个人，所以决定情绪的，并非事件（A）本身，而是我们对事件的看法。"横看成岭侧成峰，远近高低各不同"，因此，要想获得合理情绪，首先要转变不合理的看法和信念。我们可以通过适当的途径和方法对情绪进行调节、控制和培养，情绪调节是在情绪发生的过程中展开情境选择—情境修正—注意分配—认知改变—反应调整的过程。

情境选择是指个体对要面临的人物或事件做出趋近或回避的选择。如因新冠肺炎疫情居家封控期间，出行受行动和生活的不便，有的人会吃不下睡不着，深陷其中漫无目的地想象疫情的各种危险，由此也带动了不良情绪；也有的随遇而安，相信这是没办法马上改变的，就相信政府、安然处之；有的乐在其中，把它想象成假期，难得有自控时间，可以做些自己想做的工作以外的事。可见情境选择并不是随机的行为。有个故事，一位老太太的大儿子是卖伞的，小儿子是晒盐的，下雨时，老太太愁小儿子不能晒盐；天晴时，老太太愁大儿子伞卖不出去。她天天发愁，情绪十分不好。有一天，一个路人让她换一种思路，下雨时，老太太就想大儿子伞可以热卖，天晴时，老太太就想小儿子又能晒盐了，这样呢，老太太天天情绪都很好。

情境修正是指通过改变情绪诱发情境的某一个方面的特点，而使情绪发生改变。如家庭中夫妻俩吵架，同住的老人或孩子如果面对这一情境，可以有三种解决办法，即：离开、忍受和制止，这就是情境修正的调节策略；然而，在不改变情境的前提下，可以调节个人情绪，通过调整自己的注意和认识来改变情绪产生的过程。

注意分配是指选择性地注意情境中某些方面的信息或转移注意。在上述吵架的家庭中，如果老人或孩子在此时，将注意从目前的情境中转移出去，或者将注意力集中在情感体验及其结果上，忽略吵架的过程，通过注意的调配来调整自己的情绪。

认知改变是指个体通过改变对情绪事件意义的可能解释来调节情绪。通过改变想法、看法、思想、观念等来调节情绪，把消极的情绪转化为积极情绪的办法。在工作中，如果被来访的精神疾病患者恶语中伤，也会感到情绪被破坏，可此时尽管很生气，但考虑到对方是来寻求帮助的患者，作为医务人员，应保持该有的职业道德和职业规范，通过改变认识而进行自我的情绪调整。

反应调整是指情绪已经产生后，对情绪的心理体验、生理反应和外部表现施加影响。在上述工作场景中，情绪被激发后，医务人员努力控制自己的情绪，理性地处置，这就属于降低性的反应调整情绪；反之，与之辩论最终产生冲突等不良影响，就属于增强性的反应调整情绪，自然，也不会产生良好的结果。情绪没有好坏之分，每一种情绪都有其存在的道理，而每一个情绪背后，都有一个未被满足的心理需求，换位思考往往是理解对方的最好行动。

三、怎样克服不良情绪，保持良好的情绪状态呢

消除不良情绪，最好的方法莫过于使之"渲泄"。切忌把不良情绪埋藏于心，"隐藏的忧伤如熄火之炉，能使心烧成灰烬"。如果你到悲痛欲绝或委屈之极时，可以向至亲好友倾诉，求得安慰和同情，心也会好过点。比如，有些人善于提笔宣泄，将自己悲痛或苦恼的心情宣泄在日记里，直至心里感到轻松、舒畅为止。没有一种惩罚比自我责备、自我懊悔更为痛苦的了。过去的事情就让它过去好了，对往事耿耿于怀是毫无作用的，因为你无力改变过去，重要的是吸取教训。如果你遇到不幸或挫折，更不应该灰心丧气，

应当庆幸事情原本可能更糟呢！这样一来，你会找到一种心理上的平衡。

生活中，如果我们开车去上班，一路上遇到七八个红灯，每个都是眼看车就要通过了，却在这时变成红灯，这时，心里有时会想"真倒霉！一路都是红灯。"但转变一下思路："变绿灯时，我都是头一个。"这样的话，心情是不是不错了，所以，当遇到挫折和困难时，只需把自己的思维往乐观方向转一转，就可以看到希望。

人生不可能永远一帆风顺，我们总会遇到一些不顺心的事而让自己心情不快，比如像某人白天一整天都很高兴，到了晚上突然无缘无故的感觉很郁闷，或者一整天都感觉很郁闷而导致某一天都过得很难受，所以我们需要调节，采用乐观的思维，调整我们的期望，合理归因来培养积极的情绪。其实，改变并没有那么困难，困难的是，人总是低估自己能改变的能力。在当你改变时，你身边的人也会因为你的改变而改变——蝴蝶效应。

四、怎样管理自己的情绪呢

1. 控制负面情绪

当负面情绪即将爆发的时候，学会拉自己一把，告诉自己：先等等。久而久之，当停顿成为习惯，遇事就会变得冷静，避免负面情绪的爆发。

2. 清醒地认识生活，尽力做事，有规律地生活

关心自己的外表，注意整洁，穿着打扮漂亮得体；该做的事，决不放弃；即使做错了事，也不要责备自己；不要拿自己的生活与别人相比；不要害怕承认自己的能力有限，而不能正确处理事务。人生就是一场修行，每个人都会遭遇不幸。既然痛苦已经发生了，

我们为什么不选择积极面对重新开始呢？

3．合理的宣泄

遇到外在压力、内心矛盾与冲突，不阻碍，不压抑，而是让能量释放。可以有多种形式，如倾诉、喊叫、哭泣、开怀大笑，还可选择"出气室"，发泄吧、运动消气中心等。选一种最适合的方式，在利用活动发泄时，应该注意时间、地点、方式、方法，以不影响别人和不危害自己为基本原则。

4．积极的语言

消极的语言会带来消极的暗示，影响思维和行动。当烦躁时，不要用"烦死了""糟糕透了"等消极的语言来加深自己的郁闷的情绪。多对自己说"我能行、我真棒"等积极的语言，多鼓励自己，就会变得越来越快乐、自信。

5．充实的生活

为自己制定目标，让自己忙起来，始终保持积极向上、乐观豁达的心境（坦然面对生活中的不如意，保持对生活的热爱，拥有充实的生活，头脑中自然就没有了消极情绪的容身之地）。

6．主动接受

既来之则安之，主动接受并承受，不断增强自我心理免疫力，严重的抑郁是快乐付出的终极代价；主动接受并不等同于屈从；心理免疫力变得更强，并不意味着再也不得病，而是意味着我们更有抵抗力，即使得病了也能很快康复。

7．遇事往好处想

人生活中难免会遇到个各种各样的失败与挫折，但事物都是辩证统一的，有坏也有好，我们应该从好处想，只有这样我们才会感到开心、快乐。有时候你怎么想，是由你先需要什么结论决定的，找出理由为自己辩解——合理化。

8．快乐行动

通过行动可以使不良情绪得到释放，转移注意力。家务劳动：拖地板等；休闲娱乐活动：如练书法、听音乐、绘画、看影视剧等；体育活动：如散步、慢跑、静坐、打太极拳、游泳、打乒乓球、羽毛球等；社交活动：结交朋友，经常与朋友聊天谈心，交流思想感情；脑力活动：看书、看报、下棋、打牌等。

五、如何增强个体的"心理免疫力"

通常情况下，个体可以通过满足底层心理需求来影响自己或他人的情绪。

快乐的底层需求——为了强化所有美好和幸福。

愤怒的底层需求——为了自我保护而攻击别人。

害怕的底层需求——为了自我保护而回避危险。

悲伤的底层需求——为了得到同情、支持和帮助。

得意的底层需求——渴望赢得欣赏和尊重。

嫉妒的底层需求——找到自己真正想要的东西。

压抑的底层需求——为了获得安全感而拒绝冲突。

抱怨的底层需求——渴望被倾听、理解和关注。

怎样调节心理，增强"心理免疫力"？

（1）回避——转移注意力，尽可能躲开导致心理困境的外部刺激。兴奋中心转移了，也就摆脱了心理困境。

（2）变通——变恶性刺激为良性刺激，酸葡萄与甜柠檬效应。就是通过找一些理由为自己开脱，以减轻痛苦，缓解紧张，使内心获得平衡的办法。

（3）转视——换个角度看问题，因为并不是任何来自客观现实的外部刺激都能够回避或淡化的，但是，任何事物都有积极和消极的方面。同一客观现实或情境，如果从一个角度来看，可能引起消极的情绪体验，使人陷入心理困境；如果从另一个角度来看，就能够发现它的积极意义，从而使消极情绪体验转化为积极情绪体验，走出心理困境。

（4）换脑——换一种认知解释事物，更新观点，重新解释外部环境信息，也就是相当于换一个脑袋思考、解释问题。能够通过换脑法，减少或消除心理认知与心理体验的矛盾冲突。

（5）升华——让积极的心理认知固着，把挫折变成财富。人的心理问题长期不能解决，往往与他们的消极心理固着相关。如何克服心理固着，有效的方法是实行心理位移，即选择一种新的、高层次的、积极的、利于他人和社会的心理认知固着代替旧有的心理认知固着，从而改变消极的心理状态，这就是心理升华法。"失败乃成功之母""化悲痛为力量"就是从失败的消极因素中，理解其中蕴涵着的积极因素，使之成为个体奋起图强，取得成功的动力和契机。

（6）补偿——改弦易辙不变初衷，失之东隅收之桑榆。人们难免会因为一些内在的缺陷或外在的障碍以及其他种种因素的影响，导致最佳目标动机受挫。补偿，就是在目标实现受挫时，通过更替原来的行动目标，求得长远价值目标实现的一种心理调适方式。

（7）求实——切合实际调整目标。当实现目标过程中受挫时，就会产生心理紧张或痛苦，避免或缓解这种状况的一个有效措施，就是及时切合实际调整自我，并变换实现目标的途径和方法。

六、学做让自己变幸福的 20 件小事

1．心存感恩

关注生活中的每一个点滴细节，关注你所拥有的一切，感恩这一切都不是理所当然，心存感恩，感激生命的美好。

2．有选择的交朋友

影响个人幸福最重要的外部因素之一是人际关系，有选择的、有智慧地结交朋友，要选择和乐观的人、欣赏你的人、能让你生活更丰富、更广阔、更有意义的人在一起。

3．培养同理心

带着善意，试着站在别人的立场上、从别人的角度理解事情，学会换位思考，将心比心，让彼此之间有更多的理解和信任。

4．不断学习

保持好奇心和求知欲。从不断的学习中获得成长，自我成长带来快乐和幸福，保持大脑投入到富有成效的用途中时，就不太可能纠结于负性的想法，而是可能感到快乐和满足。

5．学会解决问题

快乐的人是解决问题的人，把精力集中在寻找创造性的解决方案上，通过成功解决一个又一个问题，建立起更强自信和能力，由此而获得掌控感、安全感和成就感。

6．做热爱的事

热爱我们所做的事情，将影响整体的幸福感。在当前的工作中寻找乐趣，或者培养一种爱好，去做自己喜欢的事情。

7．活在当下

不过分沉溺于过去，不过分担忧未来，关注此时此刻，活在当下。

8．笑口常开

笑是对抗愤怒或沮丧最有利的东西。研究表明，简单的嘴巴上扬也可以增加幸福感，试着在日常生活中寻找幽默和笑声。

9．学会原谅

怨恨和愤怒是对自己的惩罚，每个人都会犯错，只有通过我们的错误，我们才慢慢学会如何成为一个更强大、更好的人。

10．经常表达感谢

大方表达感谢，无论大小。表达感谢的同时，你看到了对方的善意和美好，也在强化对方的善意和美好。对方的善意美好，又会加深你的幸福和快乐。

11．学会与人深交

当我们与另一个人在更深层次上建立关系并紧密联系时，我们的幸福感倍增。全神贯注和深度倾听是与人建立链接、给自己和他人带来幸福的两个重要技能。

12．说到做到

我们的自尊建立在我们对自己的承诺上，高度的自尊与幸福有直接关系，所以，要对自己和他人遵守承诺。

13．冥想

参与冥想训练会导致大脑结构的改变，包括海马体灰质密度的增加，这种灰质对学习和记忆非常重要，以及自我意识、同情心和自省相关结构的增强。

14. 专注自己做的事情

当你全身心投入到你所做的事情中时，你不太可能在意别人对你的看法，也不会被不那么重要的事情困扰。

15. 保持乐观

做最坏的打算，也做最好的准备。任何一件事都有两面性，不妨多问自己"这件事里有没有值得开心、值得喜欢的部分"。

16. 无条件去爱

没有人是完美的，接受自己所有的不完美，也要这样对待别人，允许他们按照自己的节奏找到自己的路。

17. 不轻易言弃

如果下定决心做的事，就坚持到底，不轻易放弃。

18. 尽人事听天命

每个人都有局限性，尽管我们很努力，但事情并不总是如我们所愿。所以，尽自己所能，然后顺其自然。

19. 好好照顾自己

先照顾好自己，才能更好地照顾别人。照顾好自己的身体、情绪，也照顾好自己的思想、精神。

20. 学会给予

在考虑如何"获取"之前，不妨先考虑如何"给予"。做好事的时候，我们的大脑在同一奖励中心变得活跃，所以善于给予他人的人要比不大给予的人更容易开心。

人生路上，如果所面对的无法改变，那就先改变自己，只有这样，才能最终改变属于自己的世界。

作者介绍

▶ 闵海瑛

副主任护师

上海市浦东新区精神卫生中心（同济大学附属精神卫生中心）护理部主任

国家二级心理咨询师

心理治疗师中级

上海护理学会心理专委会委员

上海市精神专科质量控制委员会委员

浦东新区护理专委会副主任委员

主攻临床精神科护理。

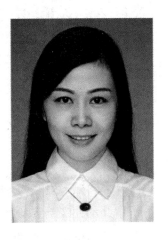

疫情管控期间如何维持良好的心理健康和睡眠

　　自 2020 年初以来，新冠肺炎疫情一次又一次地卷土重来。看着不断攀升的感染人数，面对日益严格的隔离措施，相信身处其中每一个人的生活都或多或少地受到了影响。尤其是身处防疫一线的医务人员、疾控工作者、相关管理部门、居委社区工作人员以及新冠病毒感染者及其家属，无不感受到前所未有的压力。夜以继日核酸检测、疫苗接种、流调调查、秩序维持、反复的解释和劝导已经使所有一线战疫人员疲惫不堪。但是，或出于对自身职责的担当，或出于对疫情后美好生活的向往，又或者生活使然，大家都在咬紧牙关、竭力坚持着，期待着拐点的到来和疫情后春暖花开的日子。在这段艰难的时期，如何能够保持心理状态的健康，不论是对于个体健康，还是对于集体防控，都无疑是一个非常关键的问题。下面本文将就新冠肺炎疫情期间如何通过自我的身心调节以及生活方式调整，来保持心理健康的方法和技巧进行讨论。

一、哪些人群更容易出现心理问题

　　虽然疫情对社会中的每一个人都或多或少会产生不良影响，但是某些特殊群体所面临的压力要相对更高，也更容易出现心理健康方面的问题。这些易感人群包括：新冠病毒感染者及其家属、病亡者家属、身处防疫一线的医护人员、疾控工作者、居委社区工作人员、维持社会秩序的警察及其他公务人员、经济状况不佳的居民、独居的老人等。这些群体在疫情管控期间由于工作压力或生活压力的陡增而更容易产生生理和心理方面的应激反应，如果不能得到及时调整很容易导致健康受损和心理障碍。

二、疫情期间常见的心理问题

在疫情管控期间，由于物理活动范围的限制、生活物资的供应不足、对未来的不确定性增大、人际社会支持系统的重构等原因，人们难免会出现一系列的生理和心理应激反应。常见的生理性应激反应包括：胸闷、心慌、头昏、胃口变差、睡眠差、容易疲劳、血压升高；心理应激反应包括：紧张、焦虑、恐慌、委屈、愤怒、绝望等。

恐惧和担忧（担心自己及家人的身心健康、担心自己的收入或工作稳定性、担心日常的生活需求在疫情期间难以维持）；睡眠和饮食习惯发生变化；难以集中精力投入居家工作；身体机能或健康状况受损；烟草或酒精及其他精神活性物质使用量增加。以上应激反应如果长时间不能得到调适缓解，则可能进一步出现抑郁、焦虑、强迫等精神障碍症状，或者导致原有的精神障碍症状的加重或复发，严重时甚至出现自伤、自杀等不良后果。因此，在疫情居家隔离期间，及时识别出自己和家人的早期应激性心理反应，并进行有效的自我调节，有利于防止身心健康状况的进一步恶化和出现严重的不良事件。

三、自我心理调适的常用技巧

1. 正常化并认同应激反应

首先，我们必须意识到，我们目前正在经历的新冠肺炎大流行疫情是世界上每个人都正在经历的百年一遇的应激性事件。我们对此感受到的压力和焦虑是对这一罕见情况的正常反应。对许多人来说，新冠肺炎疫情所带来的压力会使其他常见的或非常见的压力来源（包括经济压力、消极情绪等）进一步恶化。其次，在这个艰难的时期，要尽量学会接纳自己，善待他人。在压力状态下，许多人都会感觉不知所措，这些感觉可能会随着危机的持续而反复出现。但是大部分人都具备心理复原力，会重新恢复正常的生活，并最终因经受住了危机而变得更强大。另外，要用一种认同的态度为他人提供支持。人们正在经历很多事情的时候出现的情绪反应本身没有对错之分。当人们打开心扉讲述自己的痛苦时，如果直接提供建议或者将他们的困难与其他人进行对比，他们会感觉没有获得认同。相反，要说："听起来确实很艰难。"你可以问："现在是一起集思广益想出解决方法更有帮助？还是发泄一下情绪更有帮助？"

2. 针对新常态进行调整

疫情的长期持续意味着我们需要从长久的角度去看待今后的生活。首先，我们应该思考在常态化疫情防控的当下，可能有哪些新的机会？过去许多能为我们带来幸福感、目的性或结构化的事情现在都发生了变化，而且这种变化可能会持续很长时间。我们不应该过于关注过去生活中能够带来美好的事物在如今的缺失，而是应该寻找新的活动和机会来填补这些空白。比如，可以尝试一些新的兴趣爱好，兴趣爱好会对心理健康产生积极的影响。那些可能对我们有潜在吸引力的事物都值得去尝试，比如：绘画、音乐、舞蹈、烘焙、园艺、健身、桌面游戏，甚至新学习一门外语或者乐器等。此外，利用这段相对静止的时期，我们还可以静下心来回顾一下自己过往的生活，例如在过去自己投身的很多事情中，有哪些事情是即使不做也不会给自己带来多大损失的？有哪些关系是你希望能够长久维持的？如果一直把注意力放在"何时恢复以前的生活"上，就会导致你无法在当下的生活中感受到那些微小的、正面的事物。

3. 保持联系

在疫情期间，与其他人保持社交联系是维持心理健康的一种有效方法，同时也会有利于对方的心理健康。可以思考一下：想要和哪些人取得联系和交流？如何跟联系自己的人进行反馈并增进这种联系？在居家隔离期间如何找到新的、安全的社交方式？可以为自己制定一个任务清单，例如每天给不同的人发信息，或者对邻居、家人报以微笑。时刻提醒自己，一些生活中细小的改变就足以形成很大的积极影响。虽然主动去联系一个很久没有联络的人有可能会使自己感觉尴尬，但从他们那里反馈回来的感谢、关心、微笑可能会让你产生意外的满足。此外，在困境中与其他人结成各种团体，也有利于相互扶持、相互鼓励。

4. 积极的应对方式

虽然在困境中每个人都有自己习惯的应对方式，但是我们应该通过有意地总结和练习来帮助我们建立更加积极的应对方式。我们可以通过回想过去曾经帮助自己熬过艰难时刻的那些应对方式，列出一份 5 分钟活动清单。当自己再次感觉心情糟糕时，拿出这份活动清单，开展其中的一项或多项活动，每次持续 15 分钟，并记录自己在活动前和活动后的情绪变化。以下列出了一些常用的积极应对方式：

（1）不要过度关注不靠谱的媒体信息：挑选一个权威的媒体信息源，每天查看一次或两次。除此以外，有意远离其他各种来源不明的信息。

（2）锻炼：定期规律地进行身体锻炼，这对身心健康均有益。

（3）确保饮食的规律和营养：尽量规律进食，避免暴饮暴食和应付三餐。少吃零食，可以在三餐之间进食少量水果和坚果之类的食物。

（4）规律睡眠：制定规律健康的作息时间表，按时起床和上床睡觉，避免熬夜和昼夜颠倒。如果入睡困难，可在上床前进行低强度的身体拉伸放松。

（5）练习放松技巧：通过练习瑜伽或者正念冥想来帮助自己进行身心的放松。刚开始的时候可能难以掌握技巧，可以借助一些有辅助放松训练或者生物反馈功能的手机应用来帮助训练快速放松身心的技巧。

（6）保持思维的活跃：不要持续去想某一个固定的事情，而是要找到能够全身心投入精力去做的其他事情，如学习一项新的技能或者与人进行深入的对话。但应注意避免疫情相关的话题。

（7）保持感恩的心态：例如设定一个目标，在一天结束的时候记录下 3 个微小但有积极意义的事物。

（8）接触大自然：如果疫情管制措施允许，尽量每天到室外呼吸新鲜的空气，哪怕每天只有几分钟的室外活动时间，也对身心健康有积极意义。

5. 评估风险

疫情期间一些虚假的夸张消息会加重人们的心理负担和不良情绪。客观掌握发生的事实有助于我们做好更理性的应对。缺乏足够的信息或者信息过度暴露都会令人感觉不安。因此，我们应该只关注权威的信息渠道来源。同时，对自身和家人的身体健康状况和经济状况进行全面的评估。你自己或者亲人是否有严重的躯体疾病或者免疫功能低下？是否必须要经常暴露于感染风险之中？疫情期间是否还有持续的收入以及自己的储蓄能维持多长时间？在此基础上，为自己和家人制定一个行为准则。比如：在出门时一定要做好充分的防护措施、与其他人保持足够的社交距离、从外面回家后及时洗手洗脸、每日的消费水平限制和经济上的开源节流等。通过这些行动准则的建立，可以帮助自己在疫情期间面对各种不确定性，更好地、更快速地做出理性的行为决策，避免一时冲动带来不良的后果。

6. 帮助儿童青少年进行自我调节

儿童和青少年群体由于其心智还未发育成熟，在面对应激性事件时往往采用不成熟的应对方式。这可以表现为：注意力不集中，饮食或睡眠习惯改变，对过去喜欢的活动丧失兴趣，躯体症状（如头痛、腹痛等），担心和发呆，悲伤、易怒和生气，退行性行为（比如已经学会控制排小便的儿童又开始尿裤子），行为无节制等。如果家长发现孩子出现以上这些问题，可以尝试采用以下措施帮助他们更好地应对和自我调节。

认同孩子：告诉他，在这时候感觉到悲伤、害怕或者抓狂是很正常的现象，但这种感觉并不会一直持续下去，会逐步消失。帮助他们回忆过去是怎么度过了类似的艰难时刻。

与孩子保持沟通渠道畅通：开诚布公地与孩子讨论这些困难，即使有时候孩子并没有主动谈论这些话题的意愿。

当孩子提出问题时，鼓励他，并真诚地予以解答。如果你自己也不知道应该如何正确地回答，则和他一起思考如何获得正确的答案。

当孩子提出他听到的观点时，用中性的态度询问他从哪里了解到这些观点，以帮助他评估是否可以相信那些信息源，以及在多大程度上相信。

以适合孩子身心发育的方式分享信息：告诉孩子，你和所在社区正都在通过各种方式确保他的安全以及生活保障，从而让他们感觉安全。有时可以让孩子复述自己听到的话，从而确认他是否理解自己传到的信息。

与年龄较大的孩子讨论如果进行风险评估，有哪些因素会影响自己的决策。尽管孩子可能会对很多疫情期间的限制措施感到不悦，但如果引导他理解这些措施背后的原因，他就会更容易地接受。然后，找到一种方法让他们在你设定的界限内与朋友或同学保持联系，或者用安全的方式开展社交活动。

向孩子展示你如何应对压力：相当于通过言语进行教育和引导，你的行为更能对孩子起到有效的教育作用。如果你熬夜、过度关注新闻并且自己不锻炼身体，那么孩子们就更难养成良好的应对技能。

尽可能保持一些生活习惯：在疫情期间众多的不确定性当中，在生活中给孩子刻意营造一种结构化的、有规律的要素会有益于孩子的心理健康和保持积极的心态。

利用好与孩子共处的时间：疫情管控期间，家庭成员之间朝夕相处的时间实际上是增多了，因此，通过家人一起制订疫情期间的活动计划表，如安排专门的时间用于亲子一起大声朗读系列丛书、听音乐或搭积木等活动，将有助于家庭成员与孩子之间建立起更紧密地联结。

此外，由于某些家庭自身的特殊情况，可能在疫情期间需要寻求额外的帮助来照看年幼的孩子。不管这些帮助是来自大家庭、邻居、朋友还是社区或者其他团体，父母应该提前建立好一支协作团队，以便在必要的时候提供育儿方面的协助。

四、睡眠的居家自我调节

在这些难熬的日子里，疲惫的工作之后，能够美美地睡上一觉或许是最好的慰藉。但有研究发现，疫情期间很多人却存在不同程度的睡眠问题。为此，我们为这些朋友提供以下改善睡眠质量的建议。

1. 对于偶发性的失眠

（1）自我分析失眠的原因：是由于居住环境的变化而失眠？或者由于白天遇到的烦恼而失眠？还是由于不良的情绪导致的失眠？

（2）采取有针对性的措施：尽量营造黑暗、安静、舒适的睡眠环境，必要时可以戴眼罩或者耳塞，或者睡前听一些单调、平静的背景音乐（如雨滴声、流水声等），帮助身心放松；如果有倦意，但还是平静不下来，还可以闭上眼睛，缓慢转动双眼眼球数圈，有利于增加眼睛疲劳酸涩的感觉，诱导睡眠的条件反射；

睡前 6 小时左右可以做一些缓和的运动，如慢跑、游泳、跳绳等。

睡前 0.5~1 小时不妨泡个热水澡、帮助放松身体,促进血液循环。

睡前半小时喝一小杯温牛奶，牛奶中含有的色氨酸能够促进睡眠。

如有不良情绪或担忧、烦恼影响睡眠，那么您需要在睡前静心想一想，这些事情是否能够马上轻易地解决？如果不能，就把它们抛到脑后，眼下要做的就是只关注当下的睡眠，体会覆盖在身上温暖、柔和的被子，闭上眼睛，聚焦于自己一张一弛的呼吸，体会温润的气息从体内进出，体会从头到脚身体肌肉的放松；对当下环境和身体的关注有利于我们把注意力从一些负性思维中转移出来，消除睡眠的障碍。

2．对于长期的慢性失眠

（1）不要对失眠本身有太大的心理负担：要知道即使整晚没有睡着，只要能够在闭眼、身体放松的情况下休息数个小时，同样能达到基本的休息功效。有些时候，失眠只是一种主观的错觉，客观的脑电记录能够发现失眠患者其实也有睡眠样的脑电变化。

（2）养成良好的睡眠习惯：在床上不做睡觉以外的事情，比如看手机、看电视、看书、聊天等；躺下后超过半个小时还睡不着，就穿上衣服起床去做一些简单的事情，比如看报纸、练字、打扫卫生、整理物品等，直到感觉困了，想睡觉了，再脱衣服回到床上去睡觉；如此反复，直到睡着；早晨不赖床，到了预定的起床时间，哪怕再困倦，再想睡觉，也要坚持起床。白天尽量全身心地投入工作，午睡不要超过半个小时。

（3）详细记录睡眠情况：如果前一天晚上用了一个小时才睡着，那么当天就晚上床一个小时，但是第二天还是按时起床，以逐步缩短睡眠诱导时间；直到上床半小时以内能入睡，再逐步提前上床的时间。

（4）必要时寻求专业治疗：很多失眠的朋友不愿意到医院就诊，常常担心医生开的镇静催眠药物会有依赖性，造成疾病的慢性化和对失眠的恐惧。其实，医生不仅有药物治疗的方法，还有很多非药物疗法。如：推拿、针灸等中医理疗的办法；经颅磁刺激或者直流电刺激等无创无痛的物理治疗等；如果需要服药治疗，也会循序渐进，选择安全、有效的治疗方案，短期药物治疗可以达到快速改善睡眠、同时避免形成依赖的效果。

作者介绍

▶ 刘卫青

精神病学副教授，硕士生导师

中南大学湘雅医学院临床医学博士学位

日本理化学研究所（RIKEN）脑科学中心进行博士后

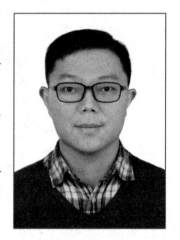

上海市浦东新区精神卫生中心(同济大学附属精神卫生中心）科教科副科长

国家自然科学基金函审专家

中华医学会行为医学分会青年委员

中华医学会心身医学分会成瘾医学组委员

中华医学会行为医学分会睡眠医学组委员

中国医师协会精神科医师分会非药物治疗工作委员会委员

中国睡眠研究会睡眠与心理卫生专业委员会委员

中国医师协会神经调控专业委员会电休克与神经刺激专委会委员

西部精神医学协会物理诊疗专业委员会常务委员

云南省免疫学会临床免疫分会第一届专家委员会委员

《国际精神病学杂志》青年编委

《四川精神医学》杂志青年编委

研究方向为精神分裂症的分子神经机制及物理治疗，长期致力于遗传和环境因素通过影响脑发育和应激内稳态导致精神分裂症发病的机制研究。分别在临床患者和动物模型中探索疾病发生和治疗过程中的分子神经机制，并在此基础上寻找新的干预靶标。

主持国家自然科学基金 1 项、省厅级课题 3 项，发表科研论文 20 余篇。

心理健康的三级预防与干预策略

　　世界卫生组织认为健康基石是指"合理饮食、适当运动、戒烟限酒、心理平衡"，主要包括三个基本要素：身体健康、心理健康及良好的社会适应能力。心理健康与身体健康密切相关，甚至互为因果。但人们仅仅关心躯体健康，而缺乏对心理健康的足够重视，心理问题的预防工作远不及躯体疾病的相关工作。公共卫生的三级预防策略在身体疾病的防治上收到了很好的效果，这促使我们在心理健康的管理中运用三级预防策略。

　　根据三级预防策略在疾病防治上的广泛应用，我们认为可以从以下几个方面开展心理健康的三级预防工作。

一、一级预防

　　一级预防亦称为病因预防，指导人们健康地生活，克服种种危机，预防各种心理障碍和行为变态的发生。即在人们未患病前，消除患病诱因。而在心理健康管理中，有许多心理问题会诱发身心疾病，每个人在生活及工作中都会遇到人际关系问题、婚姻家庭问题、子女教育问题、工作压力，等等，如果这些问题得不到良好的处理，将导致工作效率下降，人际关系恶化，最终威胁人们的身心健康。因此，心理健康的一级预防工作就是，人们在没有被上述心理问题困扰之前，了解心理问题产生的原因及其应对措施，从而避免或及时处理这些心理问题。

结合浦东新区创建全国社会心理服务体系建设试点工作，开展多种形式科普宣教。通过电视、广播、网络、报纸等多种媒体，以宣传折页、科普宣传栏、视频等形式开展心理健康科普宣教。开展浦东新区居民心理健康素养、抑郁症、焦虑障碍、失眠、老年痴呆等健康中国行动心理健康促进行动相关指标调查。了解浦东新区社区居民的心理健康素养现况。

完善社会心理服务网络，搭建基层社会心理服务平台、完善学生心理健康服务网络、员工心理健康服务网络。以讲座及培训的方式开展心理健康的一级预防工作，让社区居民学会正确认识问题的角度、积极解决问题的行为方式，以及培养社会资源的领悟及利用能力，等等。讲座和培训要能够引起心理健康工作对象的兴趣。因此，在举办讲座及进行培训之前，要深入了解受众人群的组成、家庭，工作环境，企业文化等，才能全面了解工作对象可能产生的，或已经产生的心理问题的诱因，进而使心理健康一级预防工作具有针对性。

二、二级预防

二级预防亦称"三早"预防。"三早"，即早期发现、早期诊断、早期治疗，是指在疾病初期采取的预防措施。是针对有轻度心理异常者，如问题行为、不良习惯、人际关系问题、学习适应问题、感情问题、生活中的各种危机等。

心理健康的二级预防工作可以分为三个部分：第一，心理健康状况的筛查；第二，判断心理问题的来源及成因；第三，针对心理问题进行干预。

1. 早发现

心理测试是早期发现及早期诊断心理问题的有效途径和辅助手段之一。心理测试结果揭示测试者近期工作和生活中是否存在一些情绪上的困惑，并且可以结合多种心理测试量表，寻找心理困惑的诱因及有效的应对措施，以期最终获得更好的心理状态。

以 90 项症状清单（SCL-90）为例，进行心理健康状况筛查。90 项症状清单是自评量表，在临床及各种评估中广泛应用。此自评量表评定个体在感觉、情绪、思维、行为直至生活习惯、人际关系、饮食睡眠等十个方面的心理健康症状，具有容量大、反映症状丰富、更能准确刻画被试者的自觉症状等特点。

此量表使用简便，测查角度全面。它对有可能处于心理障碍边缘的人有良好的区分能力，可以提示测查人群中哪些人可能有心理障碍、有何种心理障碍及其严重程度如何。因此，SCL-90 在临床上常常作为诊断参考，也可以用做初级的筛查工具，是心理健康相关研究中常用的量表之一。

被试者完成心理测试后，及时出具心理测试报告，对 SCL-90 量表中的第十五项（想结束自己的生命）筛查阳性者，及时给予电话问询。

2. 规避应急源

各种各样的生活事件是应激源，但不同的个人经历相同的事件，却未必有相同的应激反应，因为应激反应的发生受应激中介变量——认知评价、应对方式、社会支持及个性特点等因素的影响。因此，我们在判断心理问题的来源及成因时，让被试者进一步测试生活事件量表、应付方式问卷、艾森克个性测验、领悟社会支持量表、生活满意度指数 A 等量表。根据这些量表的测试结果，我们可以寻找被试者的应激反应，包括心理反应、行为反应及生理反应的原因及影响因素。

通过对心理测试数据的分析，并依具体情况进行早期预防，以及从三个环节（应激源、应激中介因素、应激反应）选择干预手段。

社会层面的干预是帮助政府、政策制定者从心理学角度开展社会心理服务体系建设，并了解人群的心理、行为活动规律和特点，及时发现问题。

市民层面的干预是让普通市民学会应对各类应激状况、压力状况的技巧，提高适应能力；针对可能产生心理问题的原因，帮助市民学会积极的应对措施，提高应对能力。

针对导致心理困惑的影响因素，调整不合理的认知模式，学习与掌握积极的应对方式，改善对社会支持的理解等，减轻适应不良导致的心理困惑。

针对已产生的心理困惑和不良情绪，结合个人的性格特点，帮助市民建立恰当的宣泄不良情绪的机制、学会解决问题的方法和技巧，提高心理健康水平。

3. 早诊断和早治疗

二级预防是对紧急情况或心理危机的干预，减少已出现心理异常问题的影响力、持续时间或传播范围。如果可能的话，要在问题变严重前就及时制止。二级预防的重点是对个体不适应行为的早期发现和早期治疗。它主要采取两种方式，一是长期咨询和教育以减少心理疾病的不良影响；二是危机干预，强调对心理疾病的及时治疗。

（1）咨询和教育：是让人们了解一定的心理知识，了解自己的心理特点，是预防心理问题出现，有效解决心理困惑和冲突的有效方法。心理健康工作者起初倾向于把"咨询和教育"纳入社区工作中，但由于我国国民对心理咨询的不正确认识，使得大多数社区很少能展开此项工作。目前心理健康工作者更多的是与学校、企业、机关等单位协同工作，配合单位工作人员在人群中进行心理健康的教育。

（2）危机干预：是根据个体或家庭在面临不能忍受的特殊情形时要求迅速得到帮助下而产生的。危机中的人们常常处于极严重的思维混乱状态当中，感到被控制，不能有效管理生活，并且他们也没有时间去等待常规的心理咨询，也不可能长时间进行治疗，他们需要的是立即帮助。最常见的有短期危机治疗和电话热线。

①短期危机治疗该治疗：能解决药物治疗不能解决的突如其来的难题，特别是情感的。由于它为期短，不超过 6 个月疗程，因此心理健康工作者通常是积极的，尽可能提供个体或家庭能接受的帮助以阐明问题，建议行动计划，帮助恢复自信。

②电话热线：预防范围很广，它能答疑解惑，帮助个体度过很大的压力时期。2021 年上海市心理热线"962525"全新启动，由精神科医师、心理治疗师、心理咨询师、社会工作者参与 24 小时值守接线。通过心理健康疏导的方式，减轻市民心理困顿，守护好群众的心理健康。

三、三级预防

三级预防亦称康复治疗，三级预防的对象是指严重的心理异常者即精神病患者。是对疾病进入后期阶段的预防措施。而对于心理疾病的防治，由各医院的精神卫生科门诊承担。主要是针对精神病患者（严重的心理异常者，具有思维障碍、感知觉障碍、情感障碍等），通过维持治疗和康复训练等来减少精神障碍的危害和后遗症。

1．环境治疗法

由于社会角色和社会背景的差异，人们发现在治疗中心的医生和患者之间产生移情是非常困难的，而患者在集体治疗过程中或其他事件的互动中所取得的效果越来越显著。因此，越来越多的精神治疗中心实施环境疗法。该疗法重点是建设有利于患者康复的环境，目的是提供明确的带有期望的交往，让患者参与治疗和参与到集体交往中去。

环境治疗法必须遵守以下三个治疗原则：

（1）要把治疗者的期望清晰地传达给患者。积极和消极的反馈都对患者相应言语表达和行为起到积极的作用。

（2）鼓励患者参与所有涉及他们的决策制定和行动之中，提倡"自己动手"的态度。

（3）认为所有患者都属于这个集体。团体聚力会给患者以帮助和鼓励，而相应的团体压力也有助于控制患者的行为。已有研究证实，环境治疗对于突发性心理问题患者有显著疗效。

2．社会学习疗法

有的观点认为精神治疗中心有可能成为患者逃避现实的避难营，这或是由于它放松了对患者日常生活的要求，或是由于间接鼓励患者巩固其角色以换取更多人对他的照顾。为避免出现上述情况和帮助患者重返社会生活，精神治疗中心采取了一种治疗方法——社会学习疗法。这种疗法重点是相信患者有能力适应社会，帮助患者为自己行为负责的有效方法。在此方法中，工作人员只起帮助指导作用，通过鼓励患者学习相应的社会原则，如运用代币制（代币制是行为疗法中常用的一种技术。代币是条件强化物，在治疗者与患者之间"流通"。在代币制中，治疗者和患者约定代币的形态、币值、支持强化物、取得代币的行为标准以及兑换支持强化物的方式等事项，然后就以代币为强化物来改变对象的行为）。促使患者模仿为社会所接纳的行为，减少一些不合乎需要的行为。除此以外，治疗中心的工作人员应持有帮助－期望的态度，尽可能与患者家庭和社区建立紧密的联系。

3. 病后康复法

病人即使在住院期间纠正了一些不适应行为，学到了一定的职业技能和人际交往技能，但出院后仍面临着许多困难。因此，病后康复训练在提供患者支持性帮助以帮助他们维持长期心理健康上发挥了重要作用。病后康复训练是以社区为基础，是社区心理健康机构及其成员的职责，是整个社会的职责。社区为出院患者提供家庭一样的生活机构，目的是让患者在此调整自己，让患者能够以最小的困难重新回到外面的世界，能够以最小的困难完全参与到家庭和社会中去。病后康复训练帮助患者顺利地从住院治疗生活转到社区生活，并且显著减少了复发率。格兰斯科特（Glasscote）发现，在头 6 个月内接受充分病后康复治疗的患者中有 16% 为社会所承认，而没有接受该疗法的患者是 37%。5 年后，两群体中更多的患者为社会承认，但接受病后康复的患者有 47% 仍在社区生活，而那些没有接受病后康复的只有 30%。可以说以社区为基础的病后康复训练更好地弥补了精神医院的局限性。经研究显示，经过病后康复训练的患者更能够找到工作，能够很好地安排自己的日常生活，更好地调整自己。目前，以社区为基础的病后康复训练面临的主要问题是获得所在社区居民的接受和支持。

作者介绍

▶ **杨屹**

预防医学副主任医师

上海市浦东新区精神卫生中心（同济大学附属精神卫生中心）、上海市浦东新区疾病预防控制精神卫生分中心公共精神卫生科科长

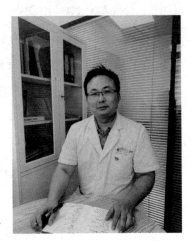

上海市中西医结合学会精神疾病专业委员会委员

上海市浦东新区公共精神卫生特色学科建设骨干

从事疾病预防控制工作近 20 年，擅长社区严重精神障碍服务管理工作。主持或参与完成市、区级课题 6 项，发表中文核心期刊学术论文 20 余篇。

关于考试，你在担心什么

肖潇今年 15 岁，是一名初三学生，原本他应该毕业了，但由于的疫情上海推迟了中考时间，也延长了肖潇的烦恼。

肖潇妈妈说："我就是想法多、容易担心；希望肖潇不要像我一样，所以取名'肖潇'。"但看起来事与愿违，肖潇没有像他的名字一样洒脱；尤其在面对考试时，肖潇的担心就更加明显了。

当同学在积极备战复习时，肖潇也会去刷题；同时，他还会失眠。

当同学欣然走进考场时，肖潇会感到心慌、肚子痛，甚至有一次考试，肖潇去了 3 次厕所。

当同学奋笔疾书时，肖潇会因为一道不确定的题目，大脑紧张而一片空白。

当同学合上课本，畅想假期安排时；肖潇会自责"这次没考好，会让父母难过、老师失望"。

是的，肖潇太容易焦虑了，尤其在面对考试的时候。

焦虑是儿童青少年常见的心理健康问题之一，它是一种情绪反应，往往伴随着紧张、忧虑以及消极的负面生理反应，患病率高达 41%[1]。多数孩子面对考试时，会产生焦虑情绪，适当的焦虑可以增

---

[1] Sam Cartwright-Hatton,Kirsten McNicol, Elizabeth Doubleday；Anxiety in a neglected population: prevalence of anxiety disorders in pre-adolescent children;ClinPsychol Rev, 2006 11;26(7):817-833.

加孩子学习的积极性，促进自觉复习；在考试中持续地保持大脑的兴奋性，维持注意力。因此适当的焦虑感不仅无害，甚至有助于更出色地完成考试！但焦虑感与学习效率的关系存在一个最佳值，超过这个最佳值，就会产生负面作用。肖潇就是考试焦虑程度太高，直接影响了他的学习效率和考试发挥。国外评估显示，考试焦虑在学生中较为常见，有 15%~22% 的学生表现出高度的考试焦虑[1]。据统计，近 15 年来，我国高度考试焦虑的发生率平均达 22.32%，初高中生的考试焦虑发生率显著高于普通大学生，占比 29.8%，说明考试焦虑严重困扰我国近 1/3 的中学生[2][3]。

一、什么是考试焦虑

20 世纪 30 年代，学者 Luria、Brown 和 Neumann 首次将考试焦虑（test anxiety）的概念确定为一种心理现象。20 世纪 50 年代考试焦虑研究开始萌芽，学者 Mandler 指出，"考试焦虑"是个人处于紊乱状态下的一种情绪。不同的学者对于考试焦虑的定义略有不同[4]。我国被引用较多的定义是郑日昌所提出的"考试焦虑"概念，他将"考试焦虑"定义为：在一定的应试情境下，受个体认知评价能力、人格倾向与其他身心因素所制约，以担忧为基本特征，以防御

---

[1] David W Putwain , Marc Pescod. Is reducing uncertain control the key to successful test anxiety intervention for secondary school students? Findings from a randomized control trial. School Psychology Quarterly, 33(2), 283-292.
[2] 黄琼,周仁来.中国学生考试焦虑的发展趋势——纵向分析与横向验证[J].中国临床心理学杂志,2019,27(01):113-118.
[3] 蓝绮珊. 中学生考试焦虑的循证心理干预研究[D].广州大学,2022.
[4] 袁清映. 高三学生英语考试中对不同阅读题型产生的焦虑程度研究[D].华东师范大学.

或逃避为行为方式，通过不同程度的情绪性反应所表现出来的一种心理状况[1]。

例如，肖潇在面对考试时，既有紧张、焦虑的消极情绪反应，也存在心慌、肚子痛的躯体感受；他内心想要回避考试，但是理智又告诉他不可以。他对妈妈说："如果时间能直接跳过这一段就好了，我真的不想去考了。"

二、为什么会出现考试焦虑呢

情绪可以受到个体多方面因素的影响和调节，其中包括遗传、认知评价、环境感知等，这些因素同样可以成为考试焦虑的成因；可将考试焦虑的影响因素分为以下几类[2]。

1. 内部因素

生理因素：年龄、性别、遗传、身体状况等。比如有特质焦虑的个体更容易出现考试焦虑，而研究表明约 50%的特质焦虑差异是由遗传差异造成的[3]。例如上文中肖潇的妈妈存在焦虑特质，并且将这个特质遗传给了肖潇。

心理因素：人格特质、自我效能感、考试动机、自我期望等。比如学业效能感越低的学生考试焦虑水平也更高。自卑、内向的学生更容易引发考试焦虑状态。

知识储备与应试技能因素：知识储备充分、考试技巧掌握较好

[1] 郑日昌.考试焦虑的诊断与治疗[M].黑龙江：黑龙江科学技术出版社，1990.

[2] 段添翼. 初三学生考试焦虑干预研究[D].北京师范大学，2016.

[3] C E M van Beijsterveldt , F C Verhulst, P C M Molenaar, et al. The genetic basis of problem behavior in 5-year-old dutch twin pairs. Behav Genet. 2004 May;34(3):229-242.

的学生在应对考试时更轻松，情绪也更稳定。比如肖潇对参加初中的毕业考试没有太多担心，因为这对他来说比较简单，他在应对毕业考试时，知识储备充分。

2. 外部因素

家庭因素：家庭环境中的亲密度、父母情绪稳定性、父母对孩子的期望和父母对孩子的教养方式都会影响孩子的考试焦虑情况。

肖潇妈妈每次在肖潇参加重要考试时，也都会表现得紧张担心；考试前嘘寒问暖、小心翼翼，唯恐照顾不周影响了肖潇的考试。肖潇考得不理想时，妈妈会唉声叹气，担心肖潇的未来。妈妈的付出让肖潇感到内疚，妈妈的情绪让肖潇感到压抑。所以妈妈对考试的格外重视，一定程度上增加了肖潇的考试压力，加剧了他的焦虑情绪。

学校因素：师生与同伴关系、教师教学质量和评判标准、班级学习氛围、学校过于看重考试分数、只追求高升学率等与考试焦虑相关。

社会环境：社会舆论宣传、就业压力、升学体制等影响了考试焦虑的产生。我们是"注重文化，尊重知识"的民族，在封建社会就有"万般皆下品，唯有读书高"的认知；既往有科举制度，现在有高考制度选拔人才，考试在一定程度上是用来检验我们学识的手段，这些也都是造成考试焦虑的原因。

三、考试焦虑的理论模型

关于考试焦虑对当前任务或考试成绩的影响机制，研究者在过去 70 年间提出过多种理论模型。研究者 Wine 在其认知—注意模型中指出，高压力情境导致考试焦虑个体出现极端的我向注意集中

（self-focused），与任务无关的想法（如对评价情境和考试结果的担忧）往往导致其从当前任务中分心，进而干扰了考试成绩[1]。在此基础上，Sarason 提出了认知－干扰模型，认为特质考试焦虑的个体会对考试焦虑形成一种自我卷入的干扰，影响了个体注意资源的分配，继而影响考试表现[2]。在干扰模型提出后；Vagg 和 Spieberger 提出了考试焦虑的交互模型，强调了个人和环境交互作用过程中认知评价对产生状态焦虑的调节作用[3]。Zeidener 在交互模型的基础上，提出了相互作用模型，认为评价的环境和个人变量共同影响个体对考试情境的直觉，通过对考试的评价和再评价，影响了个体的状态[4]。

现阶段 Lowe 和 Lee 在综合既往研究基础上，对考试焦虑进行了更加全面的阐述，提出的生理－心理－社会模型；生理系统是指准备、正在进行考试的个体；心理系统是指在考试焦虑过程中个体的心理过程；社会系统是考试焦虑的背景因素，如学校、家庭等。三个系统之间相互作用，影响个体在考试中的表现及最终考试结果[5]。

---

[1] Wine J. Test anxiety and direction of attention[J]. Psychological Bulletin, 1971,76(2): 92-104.

[2] Sarason I G, Stress, anxiety, and cognitive interference: reactions to tests.[J] PersSocPsychol. 1984 Apr;46(4):929-938.

[3] Spielberger C D, Vagg P R. Test anxiety: theory, assessment, and treatment [M]. Bristol, UK: Taylor and Francis, 1995.

[4] ZeidenerM, Matthews G. Evaluation anxiety: Current theory and research [A].Elliot AJ, Dweck CS. Handbook of competence and motivation[C]. New York: Guilford Publications,2005:141-163.

[5] Lowe PA, Lee SW, Wittebor KM, et al; The test anxiety inventory for children and adolescents (taica): examination of the psychometric properties of a new multidimensional measure of test anxiety among elementary and secondary school students[J]. Journal of Psychoeducational Assessment,2008,26(3), 215-230.

四、考试焦虑的消极影响

考试焦虑对学生的学业成绩、生理状态及工作记忆等均会产生消极[1]。

1．对学业成绩的影响

考试焦虑对学生学业成绩存在消极影响。有研究者运用元分析法分析 1988 年至今的 238 项相关研究，发现考试焦虑与包括标准化考试、大学入学考试和平均绩点在内的教育成绩显著负相关[2]。喻蝉等研究发现考试焦虑和学分绩点呈负相关，同时考试焦虑显著负向预测成绩[3]。

肖潇就因为在考试中经常过度焦虑从而导致考试成绩不理想。

2．对情绪的影响

考试焦虑对情绪存在负性影响，尤与焦虑、抑郁情绪相关。美国大学生考试焦虑与焦虑情绪之间存在中等以上的相关，与抑郁存在中等相关[4]。考试焦虑与心理健康风险提高、学校幸福感降低呈显

---

[1] 费小月. 考试压力环境和刺激信息对高考试焦虑者空间工作记忆的影响[D].天津师范大学,2022.

[2] Nathaniel von der Embse, Dane Jester, Devlina Roy; et al. Test anxiety effects, predictors, and correlates: A 30-year meta-analytic review.[J]Affect Disord. 2018;227:483-493.

[3] 喻婵. 大学生考试焦虑与学业成绩的关系：自我效能感的中介效应[D]. 华中师范大学,2019.

[4] Lowe PA. The test anxiety measure for college students-short form: development and examination of its psychometric properties. Journal of Psychoeducational Assessment,39(2).139-152.

著正相关[1]。

肖潇不仅考试中有明显的焦虑情绪，经常考试前就表现担心、紧张，尤其是重要的考试。在考试后，尤其成绩不够理想的状态下，会产生抑郁情绪，会自责、自暴自弃，"为什么我考得不好？""我是不是再也考不好了？""妈妈和老师肯定会为我伤心的。"

3．对生理的影响

伴随考试焦虑而被唤醒的心跳加速、头晕、腹泻、失眠等在一定程度上加剧了学生的心理和生理负担；研究者对医学生的考试调查发现，51.5%的医学生在考试期间出现躯体不适症状，其中睡眠症状排在首位[2]。睡眠和焦虑相互促进，作为一个相互的过程，共同损害学业成绩，并对学生健康产生消极影响[3]。高考试焦虑者在考试压力环境下焦虑水平会升高，考试焦虑是学生在日常学习过程中体验最为频繁的负性情绪[4]。不定期的生理上的失序状态对个体的生理健康产生不良影响。

肖潇在面对重要考试前经常会出现失眠，然后复习时表现疲倦、没精神。在进考场或考试中会有心跳加速、腹泻的表现，最严重的一次是在考试中去了 3 次厕所。这些生理表现也会加剧肖潇的焦虑情绪，两者之间形成恶性循环。

[1] Putwain DW, Embse N, Rainbird EC; et al.The development and validation of a new multidimensional test anxiety scale(MTAS). European Journal of Psychological Assessment, 37(3),1-11.
[2] 闫慧,卢莉.考试应激对医学生心身反应唾液免疫球蛋白及皮质醇的影响[J].中国学校卫生,2014,35(06):813-816.
[3] 刘景，何嘉嘉，金正格，等；万宇辉.专科生睡眠时间与负性情绪症状的关联[J].中国学校卫生，2021,42(11):1670-1673+1678.
[4] 卢克龙,郑志怀,丁秀君,等.不同程度考试焦虑个体对情绪信息的注意偏向[J].中国健康心理学杂志,2015,23(02):261-265.

4．工作记忆的影响

有研究发现考试焦虑损害了个体的工作记忆容量[1]。张小聪等人发现在考试压力环境下，高考试焦虑大学生的数学运算－词语记忆成绩显著低于低考试焦虑大学生，说明高考试焦虑者的工作记忆能力在考试压力环境下受到损害[2]。并有研究发现工作记忆容量在焦虑对操作成绩的影响中起调节作用[3]。所以考试焦虑可能通过损害工作记忆容量对个体的认知表现产生负面影响。

肖潇曾经回忆说："平时挺熟悉的知识点在考试时，为什么会想不起来呢？感觉考试的时候脑子没有平时好用。"

五、如何帮助考试焦虑的学生

鉴于考试焦虑对学生的负面影响，如何缓解考试焦虑一直是该领域的重点。随着相关理论模型的不断发展，考试焦虑的干预方法也逐渐成熟且发展众多，Zeidner 将其归纳为三大类[4]：

（1）以情绪为中心的疗法：该疗法认为治疗应集中在焦虑或唤醒的减少；主要技术有放松训练、生物反馈、焦虑技术引导、系统脱敏治疗等。

（2）以认知为中心的疗法：该疗法认为认知过程是影响考试焦

[1] Chunliang Yang, Bukuan Sun, Rosalind Potts,et al; Do working memory capacity and test anxiety modulate the beneficial effects of testing on new learning?J ExpPsychol Appl. 2020;26(4):724-738.

[2] 张小聪,邹吉林,董云英,等.测验压力对高考试焦虑大学生工作记忆容量的影响[J].中国临床心理学杂志,2015,23(04):635-638.

[3] 张小聪,周仁来.考试焦虑对学业成绩的影响:工作记忆容量的调节效应[J].中国特殊教育,2016(12):49-53.

[4] Zeidner M. Test anxiety: the state of the art[M]. Plenum Press,1998.

虑水平的最重要的因素，它调节着个体对压力情境进行评价的情绪反应和行为表现。治疗主要帮助个体重新建立新的适应性认知、假设，以积极态度替代原来的消极态度。主要技术包括认知重构技术、认知行为改变技术、紧张预防训练技术等。

（3）以技能为中心的疗法：该疗法将提高学生的学习能力和应试技能作为首要任务。通过影响组织信息、加工信息和提取信息等认知活动以降低焦虑水平。主要方式是教给学生有效地学习知识方法，如何科学地准备测验和考试。主要技术包括技术学习和考试技能训练。

六、关于父母、学生的具体应对方法

1. 对于父母

一个 12 岁的患者林艺，她在诊室中对我说："我每天放学的时候心情最糟糕，我不想回家。"

见到她妈妈的那一刻我理解了林艺的忧伤。林艺 3 岁时父亲因病去世，母亲和爷爷奶奶都很爱林艺，在争夺抚养权的过程中，林艺妈妈受了很多委屈；独自抚养林艺的过程也让妈妈备感艰辛。

林艺妈妈说"我为了林艺，兼了 2 份工作！我为了林艺，放弃了再婚！我为了林艺，和她的爷爷奶奶吵架！可是她还是不能体恤我的付出，作业不好好写，成绩一塌糊涂，我想让她帮忙干点家务，但是她就是做不好或者干脆不做……"

父母的付出有时候就像一把双刃剑，一方面能让孩子感受到家庭的爱，激励孩子努力学习；但另一方面，这份爱沉甸甸的，让孩子背负了沉重的道德枷锁。他们不能成绩不好，不能一事无成！

爱子心无尽，归家喜及辰。

寒衣针线密，家信墨痕新。

见面怜清瘦，呼儿问苦辛。

低徊愧人子，不敢叹风尘。

诗人在外受了很多波折、委屈，但是不敢向母亲倾诉，他感到内疚，愧对父母的爱。这应该不是为"孩子付出一切"的父母想要的亲子关系，但这是很多"为孩子付出一切"的父母，真实的亲子关系！

所以，面对孩子，父母该怎么做？

首先，做自己喜欢的事情，做能让自己放松的事情。毕竟每个孩子都想要一个愉快而又放松的妈妈呀！而且当父母开心愉悦了，不再"为了孩子过度付出时"，也会不自觉中降低对孩子的要求；孩子也会变得轻松，从家庭层面给孩子松绑。

肖潇妈妈说"我没有对肖潇提过要求，我都跟他说考不好没关系"。但往往焦虑的孩子会很敏感，他能听出父母的"言不由衷"，能从行动中感受父母的焦虑；所以父母们尽情地去享受自己的生活吧！

其次，避免比较。如果一定要去比较，可以找孩子的优势；比如肖潇的焦虑也不是一无是处，焦虑的背后是向往、期待、渴望！说明肖潇想要变得更好更优秀，他有积极向上的人生观、价值观；孩子的美好品质难道不是最应该自豪的吗？

最后，肖潇的妈妈有焦虑特质，她一想到肖潇要中考了就很担心，那该怎么办呢？可以尝试把焦虑的事情书写出来。比如孩子中考了，我可以做什么？孩子如果没考好，会怎么样？然后把解决问题的方案列出来。有的时候焦虑来自不确定，当我们书写出来，把不确定变成确定时，焦虑情绪也会自然缓解。

2．对于学生

首先，增加知识储备，训练考试技巧；以学习策略为中心的训练方法，对学生不良学习习惯的改善有很大的帮助作用，但需要时间，将改善后的学习技能继续保持并在长期的过程中影响学习成绩。

平时认真学习，多练习。基础知识、学习方法的掌握，可以使考生更顺利地答题。当我们有足够的能力应对考试时，焦虑也会自然缓解。所以肖潇并不担心他的初中毕业考试。

其次，放松训练；焦虑的另一面就是放松。陈顺森等的研究显示，在短时间内放松训练能够降低学生的考试焦虑[1]。所以让考生学会放松，是快速缓解焦虑情绪及躯体紧张感的方法之一。

放松训练有两大类，生理放松和心理放松。其中生理放松有深呼吸法、渐进性肌肉放松法、自主训练法等。心理放松有想象放松，在头脑中想象一些广阔、宁静、舒缓的画面或场景，也可以配合一些放松音乐。另外可以建立一些愉快活动清单，比如画画、跑步、散步、泡澡、听音乐等。

例：深呼吸法：选一个舒服的姿势，闭上双眼，让肩膀、胸腹部、手臂自然的放松，用鼻子吸气，像闻花香一般，慢慢地吸入腹部，腹部慢慢地起来，然后下去，吸气、呼气、放松，感受腹部的涨落运动；吸气、呼气、放松，身体变得越来越放松……

再次，焦虑管理训练（Anxiety Management Trainning，AMT）。焦虑管理训练，指给有高考试焦虑反应的学生提供学会识别身体、

---

[1] 陈顺森,叶桂青.考试焦虑与学业成绩的关系:有调节的中介作用[J].心理研究,2009,2(01):74-79.

认知的与考试相关的唤醒反应的方法，以这些内部信号为暗示线索采取应付性放松反应。

例如：立即写出头脑中的杂念（杂念耐想不耐写）；XX，我想对你说；立即写出分心的内容；心烦意乱时，立即写出自己的担心；大考之后可以难过半天；把生物性反应都说出来；把每科考试独立包装，给自己半小时难过时间；单科考后立即写出自责的内容；想得东西写出来；早中晚可烦恼 10 分钟，不要躲在烦恼中偷懒[1]。

最后，考前准备；包括身体的准备及物品的准备。

规律的作息，定期锻炼，并保持健康的饮食。每天保证 7~8 小时的睡眠时间；让大脑充分休息。

例如：睡眠小技巧：中午以后不喝浓茶和咖啡；每天在相对固定的时间起床入睡；睡前 30 分钟不要接触电子产品；卧室尽量保持安静舒适，避免强光。

提前准备好考试需要的物品，了解考场环境；阅读考场规则，有备无患。

如果你的焦虑不能通过自我调整的方式缓解，影响学习、社交，建议到专科医院就诊。比如肖潇达到了焦虑障碍的诊断标准，在服用一段时间的抗焦虑药物，并配合认知心理治疗后，焦虑情绪得到缓解，学习效率也提高了。而林艺患有抑郁障碍，经过抗抑郁药物联合家庭治疗后，现在她已经不害怕回家了。

最后，愿大家走出考场的那一刻，有着青春无所畏惧的骄傲！

---

[1] 王瑞花. 初三学生考试焦虑的阅读心理辅导干预研究[D].云南师范大学,2015.

作者介绍

▶ **师典红**

交通大学医学院硕士研究生

上海市浦东新区精神卫生中心
（同济大学附属精神卫生中心）儿少
心理科副主任医师

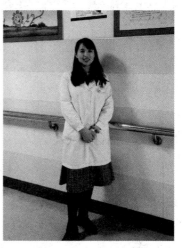

上海市浦东新区医学会精神医学
专委会委员

上海市浦东新区卫计委优秀青年
医学人才培养对象

济宁医学院兼职教师

从事精神和心理工作 12 年，擅长儿童青少年情绪障碍、精神分
裂症的诊疗。曾主持局级课题 1 项，发表核心期刊论文 10 余篇。

认知功能下降可能是肠道菌群惹的祸

一、肠道菌群失调

　　人体肠道中寄居着种类繁多的微生物，这些微生物统称为肠道菌群（gut microbiota,GM），这些以细菌为主的微生物种类极多，数量极大。据推测，人体内大约有 500~1 000 种细菌，其中大部分定居在肠道，存在超过 100 万亿个微生物，是人体细胞的 3 倍以上[1]。正常情况下，肠道菌群是一个和谐的、动态平衡的生态环境，一旦肠道菌群平衡被打破，就会出现各菌种之间的比例失调，肠道内有益菌减少，有害菌大量增长，导致人体出现腹泻、便秘、消化不良等症状，我们称之为肠道菌群失调。人体亚健康状态往往与肠道菌群生态失衡同步出现，肠道菌群失调的问题正逐渐普遍化，应引起大家足够的重视。

二、肠道菌群失调影响认知功能

　　认知功能障碍主要指由于各种不同的原因诱发的认知功能损害，临床表现可能出现注意/警觉、反应速度、信息处理速度、记忆、

---

[1] Gilbert JA,Blaser MJ,Caporaso JG,et al. Current understanding of the human microbiome[J]. Nat Med,2018,24（4）：392-400.

语言或执行功能等其他认知领域损害。在认知障碍的发生发展进程中，越来越多的证据表明胃肠道的病理变化可能先于中枢神经系统的变化，而肠道炎症和肠道菌群的变化可能在认知障碍的发病机理中发挥重要作用。近年来，大量研究发现肠道菌群在肠－脑轴功能反应中起了十分重要的作用，肠道的菌群的组成和多样性变化可影响大脑的认知功能。肠道菌群作为"微生物－肠－脑轴"功能的关键调节者之一，肠道菌群失调与神经系统疾病的发生发展关系密切，并影响多种精神疾病。研究发现神经系统退行性疾病，焦虑障碍、自闭症、双相情感障碍、抑郁障碍、阿尔兹海默病及血管性痴呆，酒精所致精神障碍等疾病的发生发展均伴随着肠道菌群的紊乱，并多次报道有增加认知功能障碍的风险。随着我国人口老龄化进程的加速，人群认知障碍发病率和患病率逐年增加。目前认知障碍相关的发病机理尚不完全清楚，但该疾病危害极大，严重时可出现日常生活、社会交往和工作能力的明显减退。从社会经济的角度，不仅影响患者及照顾者的生活质量，也给家庭和社会带来巨大的经济负担。到目前为止，人类对认知损害的治疗尚无确凿有效的方法，因此，探究认知障碍的风险因素并及早采取有效的干预措施是当前研究的重点。

肠道菌群对认知功能的影响引起越来越多的学者关注。神经递质是肠道神经系统和中枢神经系统发育和功能表达的重要调节剂，对微生物－肠道－脑轴有着重要影响。肠道菌群可通过影响多种神经递质（Neurotransmitter），如去甲肾上腺素（Noradrenaline，NE）、5-HT、γ－氨基丁酸（Gamma-aminobutyric acid，GABA）、脑源性神经营养因子（Brain derived neurotrophic factor，BDNF）、儿茶酚胺（Catecholamines，CA）和多巴胺（Dopamine，DA）及"下丘脑－

垂体—肾上腺"（HPA）轴通过直接调节神经递质改变神经递质水平来影响情绪、认知及行为功能，从而影响人们的心理健康[1]。肠道菌群能够调节神经递质的水平，反之，神经递质也会影响肠道菌群的生长。从神经生物学角度分析，当肠道菌群失调会导致益生菌受抑制，有害细菌产生多种神经毒性代谢物，通过肠道吸收进入血液，透过血脑屏障进入中枢神经系统诱发脑内神经炎症，引起神经功能损害，认知能力下降。此外，从代谢的角度来分析，肠道菌群失调会导致肥胖、糖尿病、慢性炎症反应，进一步导致认知功能下降。因此，肠道微生物或许是治疗认知损害的潜在靶点，通过改变肠道菌群的组成和多样性可以预防和治疗认知障碍。

三、肠道菌群失调导致相关疾病的认知损害

1. GM 与高血压、糖尿病、动脉粥样硬化等基础疾病

高血压可通过调节肠道中的神经末梢向上传递及相关氧化应激（oxidative stress,OS）、炎症及免疫反应的调节而影响血压。因此，通过肠道菌群的干预有希望治疗高血压。最近一项 Meta 分析表明，益生菌干预 GM 能适度改善高血压，在动物模型的研究中发现通过间歇性禁食疗法，增强了海马中线粒体的生物发生和能量代谢基因的表达，使肠道菌群重构，可以改善胰岛素抵抗及认知功能。然而，颈动脉粥样硬化也是一个重要的危险因素，会造成广泛脑组织灌注不足，出现脑组织不同程度损害，进一步导致患者的记忆力、注意力和执行力下降。

---

[1] 安金，吕佩源，任艳艳，等.肠道菌群失调与认知功能障碍[C].中华医学会第二十次全国行为医学学术会议论文集.2018:212-212.

2．GM 与肥胖

众所周知，肥胖已被 WHO 认定为疾病，会引发一系列健康问题，例如，增加高血压、糖尿病、血脂异常、冠心病、心肌梗死、脑卒中、部分肿瘤等多种慢性病的风险，导致社会和心理问题，增加社会负担。最新研究发现肥胖患者肠道菌群紊乱会影响认知功能，换句话来说，肥胖可能会让你"悄悄变傻"。一项 Meta 分析[1]显示，肥胖者肠道菌群多样性降低，厚壁菌门、梭杆菌门、变形杆菌、柔膜菌、乳杆菌较多， 疣微菌、柔嫩梭菌、拟杆菌、甲烷短杆菌、植物乳杆菌和副干酪乳杆菌较少。而肠道菌群失调通过增加机会致病菌产生内毒素，诱发代谢紊乱；增加胰岛素抵抗，增加脂肪酸的代谢和能量储存，促进脂肪合成、减少脂肪分解及体内短链脂肪酸浓度增高等途径，反过来会诱发肥胖。最终，导致肥胖者肠内益生菌减少而条件致病菌增加，进一步影响记忆力、注意力和执行功能。

3．GM 与抑郁

抑郁症是全世界致残的主要原因之一。大约 85%的人在经历第一次抑郁症发作后的 10 年内会复发。虽然认知行为治疗等心理治疗和增加五羟色胺的抗抑郁药可以有效地治疗抑郁症，但这些治疗方法对超过 1/3 的抑郁症患者无效。越来越多证据显示，肠道菌群与抑郁密切相关，同样特征性表现为条件致病菌增加而有益菌减少，进一步影响认知功能。其影响认知损害的可能机制与肠道菌群失调能促进促炎因子和炎症介质的产生并影响肠神经肽的分泌影响 HPA 轴及神经胶质细胞、迷走神经，来影响涉及记忆、学习和情绪调节的大脑网络有关。并且有研究发现肠道菌群能调节肠道及循环中神经

[1] Crovesy L,Masterson D,Rosado EL. Profile of the gut microbiota of adults with obesity: a systematic review[J]. Eur J Clin Nutr,2020, 74(9):1251-1262.

递质的水平，如丁酸梭菌和双歧杆菌能通过增加大脑中的五羟色胺及脑源神经营养因子，显著改善抑郁。因此，益生菌联合传统抗抑郁药可能为减轻抑郁症状的有力措施。

4．GM 与酒精使用障碍

饮酒导致肠道微生物组成改变，大多表现为厚壁菌门和拟杆菌门丰度改变。肠道菌群可通过免疫途径（脂多糖和肽聚糖等细菌内毒素）、内分泌途径（下丘脑－垂体－肾上腺轴，HPA）和迷走神经等多种机制与大脑相互作用，从而影响患者的情绪、认知功能和饮酒行为。肠道菌群与酒精使用的相关研究比较有限，但目前研究已经发现酒精使用障碍可引起肠道菌群，特别是厚壁菌门和拟杆菌门丰度的改变[1]。因此，不久的将来，益生菌的治疗或许会成为酒精使用障碍的新的治疗方式。

5．GM 与阿尔兹海默病性痴呆

阿尔茨海默病（Alzheimer's disease,AD）是一种复杂、进行性、不可逆转的神经退行性疾病。为以记忆力减退为主的多领域认知功能损害，全世界超过 5 000 万人患有 AD，占所有痴呆病例的 60%~80%。近年研究[2]表明，许多神经退行性疾病的发病机制可能与肠道菌群有关。肠道菌群导致 AD 的机制可能始于肠道微生物群失调、局部和全身炎症的发展以及肠－脑轴的失调，肠上皮屏障通透性的增加导致细菌、病毒及其神经活性产物的侵袭，并引起大脑的神经炎症反应，进而导致 AD。同时，肠道菌群还可能通过触发代谢性疾

[1] 杜易珊，李琳，李婷，等.肠道菌群与酒精使用障碍关系的研究进展[J].中国神经精神疾病杂志，2020,46(9):569-572.
[2] 王旭，马素亚，周梦玲，等.阿尔茨海默病肠道菌群相对丰度与认知功能的关系[J]. 医学综述，2021,27(17):3498-3503.

病引起各类痴呆。但是，目前关于 AD 的研究仍不充分，在诊疗工作中仍面临着巨大的挑战。

6. GM 与双相情感障碍

认知功能损害已成为双相情感障碍的重要特征，在双相障碍的诊疗及远期社会功能的恢复中带来极大的困难。目前研究[1]发现双相情感障碍中肠道菌群相对丰度的变化及症状严重程度与认知功能相关。研究发现在双相情感障碍患者中双歧杆菌可能在负性情绪及正性情绪的平衡调节中起保护性作用，是一种有益肠道菌群。肠道菌群在双相情感障碍的急性期中发挥着不可忽视的作用，甚至有学者提出了口服有益菌可能有益于双相情感障碍认知损害的诊疗思路。因此，仍需要更多的研究去探索肠道菌群在双相情感障碍中的作用。

四、如何有效地预防肠道功能紊乱

1. 基础疾病的防治十分重要

生活方式改变、社会生存压力加大、环境污染、人均期望寿命增加等综合健康危害因素突出，慢性非传染性疾病迅速发展为主要疾病负担，构成全部死因的 86.6%，对个人、家庭和社会形成沉重的压力。每个人都是自己健康的第一责任人，慢性病的治疗必须引起足够的重视，一定要谨遵医嘱，定期门诊随访。在日常生活中培养健康的生活方式，提高对疾病防治的认知水平；保证充足高质量的睡眠，减少熬夜；特别是减少有害饮酒，患有肝胆、肠胃、心脑血管等慢性疾病者，应绝对戒酒。中年以后每年进行一次全面体检，

---

[1] 贾敏, 王崴, 纪翠,等. 双相情感障碍患者肠道菌群相对丰度与临床症状及认知功能的相关性[J]. 西安交通大学学报：医学版, 2019, 40(5):7.

做到有病早检查、早诊断、早治疗，对慢性病的防控，都是非常重要的干预措施。

2. 心理健康也不可忽视

肠道菌群紊乱与多种精神疾病密切相关。首先，如果你发现身边有患有心理疾病的亲人和朋友，请不要低估他们所承受的痛苦，给予足够的社会支持，劝其及时到专科医院就医。在日常生活中，时常保持平和乐观的心态，减轻心理压力，保持心理平衡。学会自我调节，缓解压力、焦虑不安的情绪，可以采用瑜伽和冥想等日常习惯，通过改善"迷走神经张力"来实现情绪的改善。

3. 吃是一种愉悦的享受，但会吃会喝才身心健康

肠道菌群组成与膳食因素密切相关。长期摄入较高的脂肪和蔗糖不仅可导致肥胖、2 型糖尿病、心血管疾病等多种代谢性疾病，还可使肠道菌群的组成发生改变，导致菌群构成比例失衡。肠道菌群通过宿主与饮食交互作用调节能量代谢，肠道菌群的改变也可导致过多毒素产生进而诱发炎症反应和促进脂肪代谢综合征。研究发现，肠道菌群失调是介导高脂膳食引起认知功能损害的重要机制之一。因此，在享受饮食带来的愉悦体验的同时，我们要掌握吃的技巧。

常吃酸奶或许能为你的晚年带来更高生活质量。众所周知，常喝酸奶会增加体内益生菌，促进肠道菌群的调节，减少神经毒性代谢物进入体内，有助于认知功能的改善。国内虽有报道天然海洋植物中提取到的甘露寡糖二酸（GV-971）可以通过重塑肠道菌群平衡，降低肠道菌群代谢产物特别是苯丙氨酸和异亮氨酸的产生，降低外周及中枢炎症，减少脑内 Aβ 沉积和 Tau 过度磷酸化，从而改善认知功能，进一步达到治疗阿尔兹海默病的目的。目前上述结论仍存在争议，但为解决阿尔兹海默病的认知损害的治疗开辟了新路径。

另一种不可避免地吃，如吃药，应避免滥用抗生素。虽然抗生素在预防和治疗疾病中发挥着重要作用，是挽救生命的药物，但是由于抗生素的使用指征和剂量不规范，易造成人群抗生素广泛暴露，带来的不良反应是杀死肠道微生物，请谨慎使用。研究也发现，长期低剂量抗生素蓄积暴露和高剂量抗生素给药可通过调节肠道上皮、血脑屏障的破坏、迷走神经信号传递以及免疫机制等各种生理过程进一步导致认知障碍发生发展的原因[1]。Lavebratt 在 2019 年发表的研究也发现阿奇霉素在短时间内使肠道菌群丰度降低了 23%，生物多样性降低了 13%，益生菌特别是双歧杆菌的丰度也大大降低，并推测阿奇霉素可能会通过脑—肠轴影响大脑功能，导致认知障碍。由于我国在临床进行实验室细菌培养和药敏试验仍需提高，导致抗生素的治疗方案的精准度不高，针对性地使用抗生素仍存在很大的困难，尚需更多的人类遗传学研究为认知障碍的早期诊断和治疗提供靶标。

合理补充益生菌非常重要。那么益生菌有这么多好处，是不是我们可以任性地补充各种益生菌呢？其实益生菌种类虽繁多，但每一种益生菌都有独特的性质，通过依赖的宿主不同发挥的作用可能也不尽相同，切忌盲目使用。

4. 动起来，身心更健康

"生命在于运动"，由此可见运动对于生命健康尤为重要。根据性别、年龄、体质、季节等选择适合自己的运动项目，并做到循序渐进、持之以恒，每日运动最好不少于 40 分钟，每周不少于 4 次。运动能够有效防治肥胖、高血压、抑郁症、糖尿病、呼吸系统疾病、

---

[1] 王莉.基于"脑—肠轴"理论探讨抗生素与认知障碍的相关性[J].健康忠告，2021,23:189.

心血管疾病等慢性病的发生，这些慢性疾病中有大部分被发现与肠道菌群紊乱有关。著名遗传学家 George Church 2019 年 6 月在 *Nature Medicine* 提出，运动员中肠道内的韦荣球菌与运动能力相关。乔德才等在《中国运动医学杂志》发表对 7 名长跑专业运动员展开的相关研究也发现，运动能够影响肠道菌群区系结构。其主要机制可能为马拉松运动等耐力运动会立即引起血液、尿液、肌肉和淋巴的代谢变化，这些变化可能会在几个小时内影响肠道微生物群及 40 种粪便代谢物发生了显著变化，主要表现为有机酸的增加和核酸的减少。Munukka E 等[1]研究发现不改变饮食和生活方式，只是增加了运动，然而 6 周后，发现导致肠道炎症的菌群数量减少了，而可以改善人体代谢的 Akkermansia 菌的数量显著增加。该研究也证实了仅仅 6 周即使不改变饮食，仅通过运动也有助于改善肠道菌群。这些研究结果从肠道菌群的角度强调了锻炼对健康有益的益处。目前，国内外对运动与肠道菌群的大部分研究认为运动有益于肠道菌群的调节，也更好解释了适量的运动有助于认知的改善。对于生活在都市中的上班一族来说，平时一定要保持合理的饮食和作息并进行适量的运动。适量的运动，让身心活跃起来吧！

肠道菌群及其代谢物在认知功能的调节中起重要作用，可能成为维持或改善认知损害，早期干预及治疗的新靶点。随着对肠道菌群—肠—脑轴研究的兴起，人们对肠道菌群与认知功能的关系逐渐了解。此外，通过积极有效地控制基础疾病，辅助益生元和益生菌给药、抗生素合理使用、益生菌联合抗抑郁药物、个体化饮食和适

---

[1] Munukka E, Ahtiainen JP, Puigbó P et al. Six-Week Endurance Exercise Alters Gut Metagenome That Is not Reflected in Systemic Metabolism in Over-weight Women [J]. Front Microbiol, 2018, 9:2323.

当锻炼等方式靶向调节肠道菌群，有望为神经系统相关疾病及精神疾病的诊疗提供了新的视角与手段。然而，目前关于 GM 的研究多基于动物模型，动物实验中的发现是否可用于人类仍需更多可靠的临床证据。

作者介绍

▶ 朱娜

临床医学硕士研究生

精神科主治医师

上海市浦东新区精神卫生中心(同济大学附属精神卫生中心) 医务科副科长

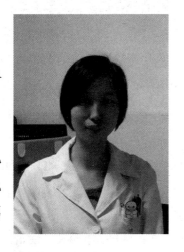

从事心境障碍的诊疗工作 10 余年。研究方向为心境障碍对认知功能影响, 包括认知损害的测量及危险因素研究。曾先后在中文核心期刊和 SCI 杂志发表多篇论文。

中医教您远离秋季失眠

秋天是一个收获的季节、充满诗意的季节，但在很多文人墨客的眼中也是一个弥散着悲凉和寂寥的时节。

中医有"天人相应"之说，凉秋一至，阳气渐退，阴气渐长，木叶零落，五志为悲，人也会变得乏力、少气、沉静、伤感，出现情绪低落、失眠等问题。因此，金秋时节，收敛神气、调畅情志，维持良好睡眠尤为重要。

调查显示，全国大概有 3 亿人有睡眠障碍，成年人睡眠障碍发生率高达 38.2%，此外，60% 以上 90 后觉得睡眠时间不足。对于睡觉这件事儿，古人颇有智慧。

一、中医学中的睡眠

1. 睡眠时间

在没有手机电视的时代，古人习惯"日出而作，日落而息"，睡眠时间相对比较有规律。睡眠时间，最佳的选择是子午觉，即每天的子时（23：00~01：00）和午时（11：00~13：00）两个时间段。因为子时和午时都是阴阳变化最极端的时候，子时阴盛阳衰，午时阳盛阴衰，同时又是阴阳交替的时候，子时之后阳气生发，午时阴气壮大。此时人体气血阴阳尚未平衡，可以避免气血受损。睡眠需与天地相适应，古人将睡眠时间规律亦同四季相结合：春夏宜早起，秋冬任晏眠，晏忌日出后，早忌鸡鸣前。

2. 睡眠姿势

清代李庆远《长生不老诀》中就提出"卧当如犬"，即睡觉时应当像狗一样侧着身，像婴儿在母亲肚子里一样，弯背、屈膝、拱手，让身体处于极度放松的状态，使"百脉调匀，气血周行"，从而达到精气内守，安然入睡。侧卧向右睡被称为"吉祥睡"，是古人推崇的睡觉姿势。

二、秋季如何调适情志，防止失眠呢？

1. 起居得法

《黄帝内经》云："人以天地之气生，四时之法成。"同样，人的作息也应合乎自然。秋日，昼短夜长，应逐渐养成早睡的习惯。成年人最好能在夜间十点半前入睡，睡眠质量不高的人，可在睡前温水泡脚，加一些艾叶、玫瑰花等具有活血解郁的中草药，可以解忧散郁。

2. 饮食得宜

秋季，气候干燥，易损伤心肺，或致心脾不足、肝肾阴虚等。日常可多食用一些滋阴润燥的食物，如百合、银耳、莲藕、莲子、山药、梨等，也可食用一些药膳，如莲子桂花汤、百合银耳莲子汤、莲藕排骨汤等。失眠患者日常调养可选择一些滋阴润燥的中药代茶，如百合、麦冬、石斛、五味子、枸杞子等。

3．动静结合

动静关系是阴阳关系的一种表现。《素问·生气通天论》："阴平阳秘，精神乃治。"同样，动静也如此，不能一味求动，或一味求静。秋高气爽，阴气渐生，适当的户外活动有助于阳气的升发，可有效对抗刑金的肃杀之气，最终缓解秋乏、秋悲。我们可选择天气晴朗时，在户外散步、慢跑、打太极拳、练八段锦，即使不爱运动的你，若秋日能沐浴在阳光下，对情绪、睡眠也有帮助哦！

"静"也是重要的养阴敛神方法。中医有"秋收冬藏"之说，因此，秋天应以收敛神气为好。我们可根据自身不同情况选择不同的冥想内容，如情绪紧张，可以冥想一些高山流水的自然情景，心情不好，可冥想些轻松愉快的事。失眠患者可在睡前进行冥想放松。

4．调畅情志

秋在志为忧，秋风劲急，地气清肃，万物变色，肃杀之气易使人情绪悲愁伤感。这个时节，需保持乐观情绪，切莫自寻烦恼。烦闷时，聆听音乐，或眺望远处，或外出走走，一探秋日的美好。

若烦闷无改善，为大家推荐一种适宜秋季调养的功法，其来源于中医气功。该功法动静结合，简单易学，坚持练习，既可调畅情志，又可保肺强身。

具体操作方法如下：

洗漱后，于室内静坐，缓缓地做腹式深呼吸，吸气时，舌舔上颚，用鼻吸气，用意送至丹田，再将气慢慢从口中呼出，反复20~30次。

"自古逢秋悲寂寥，我言秋日胜春朝。"秋季，你若起居得法、饮食合宜、情志调畅、运动有度，你会发现这是一个多姿多彩的季节，不是春季，但胜似春季。

三、重新认识睡眠重要性

睡眠不足会对人体的心血管、代谢以及身心健康问题产生消极影响。睡眠不足会导致心肺耐力地下降以及情绪、记忆和认知能力等也会受到较大的影响，从而导致运动表现的下滑，睡眠不足还表现为记忆力、注意力、反应能力、洞察力、分析力减退，情绪低落，自制力减弱，对一切不甚敏感，不能忍受较强的刺激，不容易控制自己的情绪。临床还表现为头胀、头昏、头痛、烦躁、易怒等。

科学研究表明，足够的睡眠时间对青少年来说尤为重要，失眠是青少年的常见病，且发病率呈逐年上升趋势。青少年的睡眠推荐时长为 8～10 小时，实际的平均睡眠时长为 7～7.25 小时。为促进青少年健康发展，保证青少年拥有足够的睡眠，应提早对青少年失眠采取预防和干预措施。

四、中医是如何快速睡眠呢

1．朝向

孙思邈认为"凡人卧，春夏向东，秋冬向西"，现正处秋季，可向西卧。

2．冥想

闭眼深呼吸，把注意力放在每一次吸气和呼气上，初次可保持 3～5 分钟，循序渐进。

3．泡脚

睡前半小时使用中药（我院特制泡脚方）泡脚，约 20 分钟，以微微出汗为宜。泡完后擦干，手指按摩穴位（然谷、涌泉、太溪）约 5 分钟，对于改善睡眠大有裨益。

4. 安眠枕

使用我院特制安神枕帮助入睡，其内芯包含了合欢花、灵磁石、夜交藤、檀香、冰片等多种名贵中草药，宁心安神，解郁除烦。

5. 助眠操

我院中医科根据失眠专科多年的工作经验，将气功导引、中医经络穴位按摩、心理疗法有机结合，创编了一套协助入眠的助眠操，可以每天坚持锻炼 1~2 次，尤其睡前可以练习，可以帮助睡眠。

6. 甜梦茶

根据常见睡眠病因，结合名老中医经验，我院开发出一款甜梦茶，每天早晚各一袋，可以帮助快速入睡。

作者介绍

▶ **高利民**

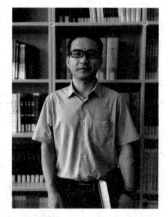

上海中医药大学中医学硕士，同济大学心理学博士在读

中医科主治医师、中级心理治疗师

上海市浦东新区精神卫生中心（同济大学附属精神卫生中心）中医科副科长

上海市中医药学会亚健康分会委员

上海市中医药学会第一届神志病分会委员

上海市中西医结合学会精神疾病专业委员会青年委员

上海市中西医结合学会脑病专业委员会委员

中国睡眠研究会会员

先后师从上海市名中医杨炳初教授、上海市基层名中医、浦东新区名中医张明主任、心理学专家赵旭东教授，熟练掌握了中医心理针灸术、中医移空技术、睡眠调控技术-TIP 等中医心理治疗技术。主持区级课题 4 项、院级课题 1 项、市级人才培养项目 1 项、区级人才培养项目 1 项。以第一作者或者通讯作者发表论文 10 篇，其中中文核心期刊 7 篇。

主编《张明主任中医临床经验集要》、编写《中医益智操》并申请著作权、参编《上海浦东新区名中医集》。

擅长失眠症、焦虑、抑郁等中医情志疾病的中西医结合治疗，将中药、耳穴压丸、推拿、西药、中西医心理治疗等进行有机结合，临床效果明显，不良反应少。

换个视角看抑郁

"我的世界是灰暗的，每天都往下沉，疲乏无力；我的情绪糟透了，不想出门，也不想见任何人，没有什么能让我感兴趣，一切都索然无味；我什么都不如别人，一事无成，既不讨人喜欢，也没有能力做好自己的事情，我太失败了；我对不起自己的家人，我对人生彻底绝望了，没有人能够帮助我，也没有人真正地关心我，我将永远孤独下去；像我这样的人，度日如年，与其这样煎熬地活着，也许离开这个世界是一种更好的解脱。"

抑郁症，消极的代名词，对心理医生来说，司空见惯。但每次当我面对他们的时候，却总能发现，在那片尘封已久寂静无声的枯木瓦砾之下，始终流淌着一条情感细腻而又变幻不定的心河。是什么让他们忘记了往日的荣耀、曾经拥有的幸福与快乐；又是什么夺走了本该属于他们的精彩人生，只留下一片凌乱破败的迷茫。

林女士36岁，职业女性，谨慎端庄的举止难掩忧郁神情，她偏坐一隅，轻声细语、波澜不惊地娓娓道来，带着一丝淡漠，以平静甚至超然的方式讲述着自己的痛苦。这令人印象深刻，她似乎是在讲别人的故事，又不时夹杂着茫然的神情，似乎在努力回忆着什么。工作中，林女士经历了晋升公司中层领导的失败，虽然在她的眼中，多年来这个职位早该轮到她了，可是由于无法与非常强势的领导进行充分沟通而最终未能如愿。这件事带来的打击成为压垮林女士并导致其抑郁的最后一根稻草。"我不知道自己是怎么了，我无法处理好人际关系，无论是与领导的上下级关系还是家庭关系，觉得自己非常失败，一无是处；平时轻松熟悉的工作，现在对我来说困难重重；干什么都犹豫不决，记忆力特别差，脑子就像生锈了一样迟钝；失眠更是家常便饭，每天早早醒来，等待天明的到来，然后开始漫长难熬的一天，对我来说，生不如死。"

在谈到与丈夫的关系时，她叹息道："我们的婚姻从开始就是个错误，我的性格中似乎没有爱的细胞。我们是大学校友，虽然在众人眼里，我各方面都比他优秀，可我还是稀里糊涂地嫁给了他，也许是因为他和我一样，都属于比较安静，追求较少的人吧，相处起来没那么麻烦。婚后，他渐渐变得寡言少语，好像我不存在似的。也许这是因为我的缘故吧，我比较被动冷淡，希望与任何人都保持一点距离。我也曾尝试着改变这种状态，却始终没能成功，在外人眼里我们的生活平静祥和，其实我们之间早已没有什么感情。几年来我常想到离婚，可是一想到真的要分手，便会感到恐慌，会觉得对不起他，所以下不了决心。我内心非常痛苦矛盾，不断挣扎，可就是无法做出任何决定。"

林女士的童年是在不断的指责声中度过的。作为独生女，她从小就是个乖孩子，父亲是个有能力的单位领导，上下级关系处理得游刃有余，与同事相处备受称道，交友广泛，宴请不断。但在家中却性格急躁，情绪波动较大，家庭规则比较严格苛刻，父母对自己要求也比较高；妈妈是一位知识分子，性格温和但纠结。父母经常会因为家庭琐事和女儿的培养问题而发生争吵。而争吵的结果总是母亲委曲求全、步步退让。对于女儿，父亲也经常是以"再哭就把你送人！""不好好学习，要你有什么用！"来怒吼施压，态度粗暴，但过后又会表现得非常后悔，如慈父般安详，这让林女士无所适从。用林女士自己的话来说，她很少能感受到父爱如山的温暖。"我的童年其实是战战兢兢的，从记事起，父母就经常因为我而吵架，似乎是我做错了什么，我那时就觉得天都要塌了，除了哭，我不知道该做什么，害怕极了，不过长大后我明白了，父母还是爱我的，一切都过去了。"

林女士真的明白了吗？一切真的都过去了吗？

经典的动力学观点认为，成年人的思维与行为方式都是有着潜在意义的，与其早年所经历的生活事件和成长环境密切相关，此时此刻的行为，镜印着童年时期彼时彼地的痕迹。所以当下的行为模式也可以称之为是一种"强迫性重复"，在不断地再现早年的关系模式。也许我们记不清多年以前究竟发生了些什么具体的事情，但是我们并不会彻底"忘记"那些事情所带来的情绪记忆，因为这些事件是我们亲身经历过的，会留下蛛丝马迹。因此，这些痕迹所带来的心理创伤和心理能量不会无缘无故地消失，只不过是暂时被整合于我们的人格重塑过程之中，并被时间的长河压抑到了潜意识里。成年后，在特定的应激事件激发下，便会再现早年创伤性情绪体验和关系模式。

家长因为孩子的教育和生活照顾等问题发生争吵屡见不鲜。在家庭中，孩子作为家庭关系的迭代者，天然起到了维系婚姻关系，使得家庭进一步成长而走向稳定的作用。而通过幼年期父母的悉心照顾，通过饭来张口衣来伸手，要什么就能得到什么所滋生的幻想中，孩子得以发展出无所不能的原始自恋，这对以后孩子获得稳定的自尊自信和安全感至关重要。此时的孩子，理所当然地认为自己能够吸引父母时时刻刻的关注，天经地义地认为自己就是家庭的中心、家庭的主宰者，这个自大的幻想过程会随着现实生活中不断发生的可承受的挫折而被逐渐修剪成型，最终抛去幻想，回归现实自我。而父母不断地争吵，可能会打乱这个进程，颠覆孩子内心以我为中心的观念，自恋受损。

　　一方面，当骄傲的孩子发现这个世界并不是争吵的父母所说的那样以他为中心时，会产生深深的挫败感，觉得父母都是骗人的，自己并不是最重要的。随之而来的是"我是没用的，我对他们的争吵无能为力""如果我表现得足够好，他们就不会因为我而吵架了，他们之所以争吵，是因为我不好，一切都起因于我，所以我是不是个好孩子"的观念。一旦形成这种观点，对于孩子来讲，"期待惩罚"就不难理解了。也就是说，孩子会逐渐形成一种"受虐"的倾向，渴望家人惩罚自己，以消除自己犯错误后的内疚感。久而久之，这种特性就会神不知鬼不觉地扎根于性格之中。

　　另一方面，孩子对于家长的争吵是有着内在的愤怒的，但这种愤怒却难以表达，或许孩子会通过嘶喊、哭泣去表达。但是父母是我们无法选择的生活依赖者，是无法回避的"必需品"，攻击父母可能意味着带来危险和惩罚，意味着可能会失去照料者，这里夹杂着非常矛盾的情绪。那么，作为一种妥协手段，委曲求全，与其等待来自父母的惩罚，不如我先惩罚我自己，那样你们就不用再惩罚我了。同时，这种自残式的伤害可以降低当下情境中难以遏制的慌乱和不稳定性，给孩子带来一丝的掌控和确定感，以这样的行为方式作为一种解决手段，也可以吸引争吵双方的注意力，平息战争。这也是我们经常能在家庭治疗中遇到的那个带有"疾病"的人，也就是家庭问题的呈现者。

这两个方面都是促成林女士形成"攻击转向自身"防御机制的原因。"如果我表现得更好一些，父母就会给我更多的关注和温暖。"这种童年期形成的信念，令她每次深陷困境时，都会不断自责，而不是设法去改善自己的处境。她会不断地把问题归因于自己的错误，不停地检讨自己，使本该指向外部的愤怒被压抑起来而转向攻击自己、伤害自己，甚至可能采取极端手段结束生命。抑郁者也会在未来的性格中逐渐发展出迎奉顺从的性格成分，以安身立命，避免失去照料者；他们也有可能倍加努力取得成就，但内心却空空如也，难以有效维持亲密关系，因为亲密关系可能意味着会危险和不安，如同早年关系模式中"暴怒的父亲"与"慈祥的父亲"带来的混乱，所以林女士习惯于与人保持一定距离。

让我们回过头来看一下林女士的案例，且不说林女士的丈夫是出于什么样的心态来冷却这段婚姻，但至少有一点，他采取的是一种"惩罚"或者说是"施虐"的方式，虽然不是用暴力施虐，但却是一种更为令人痛苦、更有效的心理施虐，也就是冷暴力。与此相对应，表面上看，林女士对目前的婚姻关系感到痛苦，但却又迟迟不能了断，我们就不难发现，也许丈夫的施虐行为恰好迎合了她的性格中所带有的受虐倾向，使她早年"都是我不好，应该得到惩罚"潜意识心态暴露无遗，这就是林女士"留恋"这段关系，欲罢不能的根源。从另一个角度推测，也许正是由于林女士担心亲密关系带来的风险，从而"引诱"丈夫不得不"施展"冷暴力与自己保持一定距离以获取安全感。同时，林女士也用这种"投射性认同"的防御方式，顺利地把婚姻破坏者的罪名安在了丈夫身上，而自己则摆脱了婚姻背叛者的负疚感。背叛这段关系，或许就意味着背叛了早年与家庭的关系，这是她所不能接受的，虽然那段关系不堪回首，但却可能重复。

"施虐—受虐"关系形成了他们夫妻之间一条奇特的联结纽带，而与父母之间非常规的依附关系又形成了另一条怪异曲线。我们设想一下，父亲动辄"把你送人！"的呵斥会造成什么样的影响。正是出于对分离焦虑的恐惧，为了避免被抛弃，不得不去为了满足父母而隐藏自己内在的真正需求。"做个乖孩子，这样就不会惹父母生气。"由此，在一种畸形的亲子关系的笼罩下，一个迎合的自我在林女士的身上形成了，并逐渐替换掉了那个原初的自我，充满依附心理的人际关系模式的雏形就这样诞生了。在林女士与其丈夫的关系模式中，我们可以清晰地看到这样的影子。每当林女士想到离婚，就会出现紧张、恐惧，如果是她出于对生活现状的不满而主动提出离婚，就意味着她将要体验关系的断裂而带来的分离焦虑，这在她的潜意识里是不能被接受的，是童年"被抛弃感"的再现或激活，所以她其实是在维持一段依附关系而已。在现实层面，这种关系的破裂也会令林女士陷入"我既无法与丈夫处理好关系，也无法与父母处理好关系，更无法与单位领导处理好关系，因此我不可能与任何人建立良好的人际关系"的悲观论调，导致情绪低落，而低落的情绪又会进一步贬低自己的能力，进入恶性循环。抑郁症的患者经常会带着消极的有色眼镜去看待周围的世界，使用一种全盘否定的思维模式来给自己下定论，当他们被抑郁的情绪所主导时，就会忘记自己曾经取得的成功。相反，被记忆所唤起的，往往都是过去不愉快的经历和体验。

作为这种家庭模式的牺牲者，林女士很难与其他人发生比较深层的关系或者友谊。正如她所说的，"我似乎没有爱的细胞，总想与别人保持距离。"其实，林女士内心并不缺乏对爱的渴求，只不过这种渴求被她自己无情地压抑了。其原因除了亲密关系可能带来的不安，也在于如果林女士与他人建立了深厚的感情，那么她可能就将面临一旦关系破裂所带来的强烈的被抛弃感，这是她所不能忍受的痛苦。因此她的潜意识采取了一种逃避的方式，"如果我不与他（她）人建立这种关系，那么我就不会面临这种危险。"表现在现实生活中，就是与别人都保持一段距离，包括她的亲密爱人。这就使人对她产生出一种比较冷漠、难以接近的感觉，这也是令她的丈夫无法容忍的，双方的冷战由此开始。

对林女士来讲，这种偏离的人际关系模式早已存在，没能晋升公司中层这件事，只是起到了最后的"扳机作用"。当她面对权威，也就是那位强势的领导时，很难说没有父亲影子的移情。而此刻，她也如同早年面对父亲时，丧失了主张权利的勇气，只剩下迎合，并下意识地隐藏了真实的内心需求。当然，也不排除林女士在成长的过程中过分认同了妈妈的委曲求全、一忍再忍的性格特征。

抑郁症的患者在患病期间，多数表现出外在的自卑和无价值感。但在其内心，却常有着令人惊异的"狂妄自大"，这是一种源自于抑郁思维模式的结论。这种狂妄表现在，当情绪极其低落时，他们会固执地认为"我的想法是对的，只有我了解我自己，别人根本不理解我，所以谁也帮不了我。"他们甚至会觉得自己是"万恶之首"，总是不停地接受负面信息，面对他人的评价与攻击时，觉得自己是罪有应得。因此他们很难接受别人的劝解，意志消沉而无法自拔。这将使得抑郁患者游走于病态性思维、低落的情感和退缩的行为这个恶性循环圈中，可能带来严重的消极后果。

对于抑郁症患者，我们大多能发现其成长过程中的早期创伤，以及成年后这些创伤性经历对性格形成所造成的某些缺陷。人的内心极其复杂，林女士的案例所代表的，仅仅是其复杂的内在精神动力的可能性之一。也许在她的父母看来，这样的争吵根本不值得大惊小怪，有的夫妻争吵了一辈子，争吵或许已经成为他们生活的一部分，甚至吵了一辈子也没有分手，其中一定有什么东西维系着他们，争吵也许只是父母婚姻生活的调节器和润滑剂而已。但是对于孩子，并不是以父母的感觉而活着，而是以他们所感觉到的父母的感觉而活着，其中可能有着巨大的差异。我们无法改变过去，但是我们可以为过去而哀伤，为那些被压抑已久的负性情绪找到一个突破口，以疏导内心潜藏的巨大心理能量，这是一个必要也是必需的过程。

从生存的角度来讲，抑郁其实也是患者保护自己的一种方式。当危机来临，巨大的压力与痛苦使他们无法承受时，便用抑郁这种方式发出心底无声的呐喊，采取让自己"生病"这样攻击自我的方式收缩战线，保护自己。"我已经病成这样了，还能要求我怎么样？"他们往往足不出户，离群索居，不愿参与人际交往，独处一隅，独自疗伤。战场上的杀手和彷徨于法与情之间的执法者，如果不能避免情绪化的影响，就很难顺利完成任务。同样，抑郁者也会采用"情感隔离"的方式将自己的情绪体验画地为牢，隔离起来，远离认知常识，以避免直面情绪体验时排山倒海般的痛苦。经历过巨大灾难事件的人在描述当时情景时往往神情淡然，当林女士无动于衷地讲述自己的经历时，我们就已经能深刻地体会到这一点。

不出所料，在后续的治疗中，林女士始终表现得非常配合，每次都准时出现在我的治疗室里，并努力表现出一个合格的来访者的角色，尽量顺从我的意愿，避免给我增添任何麻烦，一如她既往的人际模式再现。当她评价我是个富有同情心的专业心理医生、并且称自己的情绪已经有了明显的好转时，此刻治疗才真正刚刚开始。我的出现只是填补了她内心缺失已久的好的客体，随之而来的仅仅是移情性好转，而非真正的改善。动力性治疗需要处理治疗师与来访者之间的移情关系，当我丢掉被她的柔弱与痛苦所激发的希望全方位保护她的反移情、开始澄清和面质时，她表现得更加小心谨慎，并出现明显的阻抗。她担心一旦心理医生开始认清她的真面目、了解她内心的"破败与不堪"时，会随时抛弃她。随着谈话的进行，她的警惕和敌对也随之而来，她逐步开始表现得回避、不安，继而到沉默、消极，最终开始迟到、爽约。直至有一天，终于忍无可忍地认为我在攻击批评她而奋起反击。这一刻，她的愤怒终于被激发出来，这是久违的一刻，并且是指向治疗师这个外部好的客体的。从那时起，我们才得以真正的开始为她的过去哀悼，陪她一起重新走过那段不堪的创伤性岁月，看她淋漓尽致地哭泣，肆无忌惮地表达愤怒，那一刻，她终于开始慢慢复活。

　　每个人或多或少都会有过早年的创伤经历。我们为过去的不幸哀悼，并不是为了沉浸其中，成为继发性获益的手段，更不是以此作为借口而裹足不前，而是为了有仪式性的纪念、埋葬它。早年严重创伤的负性情绪体验深埋于我们的潜意识之中，我们需要对此有一个交代、处理、疏导和安置的过程，也许它今后还会存在，只不过对我们的心理影响会越来越小。今天的哀伤，是为了在以后的道路轻装上阵，走得更远更稳。不然的话，这个巨大的能量库在我们成年后可能随时溃坝，淹没未来的人生。

　　对于林女士来说，她可以走出那条"强迫性重复"的老路了，她已经不再是当年那个无助的孩子。今天的她，也可以有能力去选择未来的人生模式了。

对于抑郁者而言，人生道路依旧宽广。当抑郁破门而入，闯进你的生活，使你深陷泥潭时，不要过分恐慌与焦虑。此刻，你可以调动身边的资源，寻求心理医生的帮助，辨别自己的思维模式，穿越心灵通道，从症状背后隐含的意义去了解性格中的症结，重新认识自己。在经过心理治疗或适当的药物治疗后，完全可以达到康复的目标。你需要做的，就如同去帮助一个身陷困境中的朋友那样，来帮助内心那个被忽视的你。

作者介绍

▶ **宋磊**

精神病学副主任医师

上海市浦东新区精神卫生中心暨同济大学附属精神卫生中心普通精神科主任

上海市心理学会医学心理学专委会委员

从事精神科及心理治疗领域 30 余年，擅长精神和心理方面各类疾病的诊断和治疗。

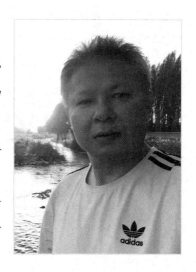

了解电休克治疗

问：电休克是什么治疗？

答：近来经常遇到一些抑郁症患者和家属向我咨询"电休克"的问题，看着他们一副忧心忡忡的样子，我就知道是被"电休克"这一可怕的名词吓到了。说起有关精神病院的各种传闻，比如监狱一样的病房，会电击患者，把患者五花大绑之类，不一而足，其中当以"电休克"最为神秘可怕，甚至还会和"网瘾"少年们的噩梦，电击戒"网瘾"混为一谈。有的患者和家属出于恐惧都准备放弃。

说实话，由于各种影视作品和媒体的渲染，"电休克"被赋予了太多的象征意义，就像是精神病院的终极传说，让人避之不及。我们知道，对于一个不了解的事物很多人会觉得恐惧（更何况是会在惊悚片里出现的东西），但是解除恐惧的最好办法不是回避，而是去面对它，了解它，在此我很乐意和大家聊聊"电休克"的那些事儿。

"电休克"正式名称是改良电抽搐治疗（MECT），是一项极为安全有效地治疗某些精神疾病的医学方法。这种治疗方法，是采用定量的电流通过头皮，引起脑内的一次癫痫发作。由于患者是在全身麻醉的睡眠状态下，所以该治疗是无痛的。

MECT 已被应用了 60 余年。在美国，每年估计有大约 10 万人在接受 MECT 治疗。患者如有严重的抑郁症、极度躁狂或某些精神分裂症，通常最适合进行 MECT 治疗。通常在以下情况时可进行MECT：其他治疗方法无效；其他治疗方法不够安全或难以忍受；患者以前进行 MECT 的效果良好；精神医学认为 MECT 在患者快速安全康复中尤其重要。

问：哪些患者可以选择电休克治疗？

答：采用药物或心理治疗（谈话治疗），并不能使所有的患者都有所改善。实际上，当有些疾病（如抑郁症）非常严重时，只进行心理治疗往往还不够。对于某些患者，药物治疗的医疗风险可能比 MECT 的医疗风险还要大，尤其是那些患有严重的疾病的患者，如某些心脏病。当患者患有危及生命的精神疾病（如自杀倾向）时，建议进行 MECT 治疗，因为 MECT 比药物疗效快。总的来说，大部分抑郁症患者进行 MECT 治疗后，疗效显著。那些药物治疗效果不佳的患者进行 MECT 治疗后，大部分也疗效显著。这些都使得 MECT 成为最有效的治疗抑郁症的方法。

问：电休克治疗安全吗？

答：很多人可能在想"想想都可怕，脑袋被电一下，是不是很痛，会不会电傻了"。事实上对大多数患者来说，治疗后除了有点头晕之外，并没有特别的不适。最常见的不良反应是治疗期间陈述性记忆的下降（主要是顺行性和逆行性遗忘），顺行性遗忘大多在治疗后即刻发生，不会持续很长时间，但逆行性遗忘持续时间会比较长，患者会不记得过去数月甚至数年期间发生过的一些事情，恢复时间可能需要一个月以上，这会让有些患者感到不安。这主要是因为海马和内侧颞叶受到电流刺激，造成了这部分记忆的"提取"出现了问题，因此治疗的次数越多，治疗间隔时间越短，治疗时用的电量越大，患者感觉到遗忘程度越厉害。不过好在大多数患者的治疗次数在 6~12 次之间，治疗频次在一周 2~3 次，因此不会对日常生活造成大的困扰。而且随着精神状态的改善，做事效率的增强，生活质量会有很大的提高，这一点对抑郁症患者特别明显。很多重度抑郁症患者做完治疗后的第一感觉是心情明显得到了放松，随着情绪的改善，总体的认知功能还有所提高。当然，要彻底消除这一不良反应还有赖于技术的进步。目前新一代的磁抽搐治疗技术已经在路上了，由于避免了电流对海马和内侧颞叶的直接刺激，对记忆几乎没有影响。

作者介绍

▶ 杨振东

上海市浦东新区精神卫生中心（同济大学附属精神卫生中心）康复医学科主任、精神科主治医师

从事精神科临床工作 20 年余，擅长精神科常见疾病的诊断和治疗，尤其对精神康复治疗、精神物理治疗方面有丰富经验。参与市区级课题多项，发表中文期刊学术论文多篇。

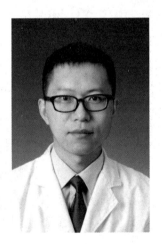

▶ 张洁

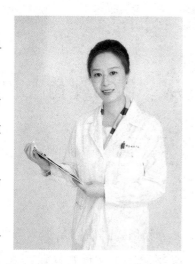

精神科副主任医师、二级心理咨询师、心理治疗师

上海市浦东新区精神卫生中心（同济大学附属精神卫生中心）质控办主任兼医保办主任

首届上海市浦东新区医学会精神医学专业委员会秘书

第六届上海市中西医结合精神分会委员

济宁医学院兼职教师

同济大学附属东方医院兼职教师

获得教学管理先进个人奖和浦东新区卫计委继续教育先进个人

从事精神卫生工作20余年，擅长精神科常见疾病的诊治、心理认知治疗，对抑郁症、双相情感障碍等心境障碍疑难病例有独到见解。以第一作者共发表中文核心期刊论文2篇、SCI论文2篇。参与完成"抑郁症患者治疗前后认知功能及血清脑源性神经营养因子（BDNF）的对照研究"，荣获上海市科学技术成果奖。以第一发明人登记申请专利"一种精神病人心理康复实训架"一项。参编《谈"欣"解"忧"话心境》《从"心"开始，告别忧愁》心理科普书籍。

从"创伤视角"出发，关爱心理健康

　　当我们不了解创伤时，它似乎离我们很远，当我们意识到什么是创伤时，其实它是那么普遍却被我们忽视。那么什么是创伤？美国物质滥用和精神健康服务管理局（Substance Abuse and Mental Health Services Administration，SAMHSA）将创伤定义为"一个事件、一系列事件或个人经历的一系列环境，这些事件或环境对个人的身体或情感有害或威胁生命，并对个人的功能和精神、身体、社会、情感或精神健康产生持久的负面影响"。创伤（trauma）是多数人共同的生命经验，是影响人们健康与社会、生活功能的关键因素之一。创伤由事件、经验和影响三个元素组成，个体或群体经历一件或一连串事件或一些境况所产生，对人的生理、心理、社会功能健康的伤害或威胁。

一、创伤有哪些类型，它对健康有什么影响

　　国内大部分学者较重视精神病患者的童年创伤经历，实际上，创伤有多种类型：包括个人创伤，如手术或疾病、丧亲；人际创伤，如家庭暴力，校园霸凌；集体创伤，如自然灾难及重大疫情等。创伤体验是主观的体验，相同的事件对不同的个体产生的影响不同，且并非所有的负性事件对个体都会产生创伤反应或造成创伤后压力

132 |

症候群。比如配合疫情防控政策的居家生活给人们带来了很多的不便，封控期间人们应对病毒传播的态度、认知、行为是各种各样的，有正面的，也有负面的。有人因为疫情成长了，变成了一个家务能手、环境消毒好帮手。也有人情绪消极，安全感缺失，焦虑、夜不能寐。而精神疾病的胁迫入院、污名化、约束隔离等措施均属于创伤经历的类型。

长期存在的创伤会在一定程度上影响大脑发育。杏仁核（大脑的威胁检测中心）可能会变得过度活跃，不断地寻找、观察和评估威胁。这会让你感到极度焦虑、脆弱和恐惧。海马体（大脑处理记忆的中心）可能会变得不活跃，不是将记忆巩固下来，然后放置在大脑的外层以进行长期存储，而是将记忆停驻在当下的循环中。皮层（大脑的执行控制中心）被来自大脑深处的生存本能打断。这些本能推翻了逻辑思维，削弱了认知过程，降低了抑制行为的能力。即使你试图避免上瘾的行为，你也会有一种不可阻挡的冲动去参与它。

当儿童受到创伤时，大脑边缘系统的过度补偿有助于在创伤事件或环境中存活。创伤暴露导致的大脑内变化可能导致皮质醇失调，从而抑制适当的社交行为并诱导攻击行为。对于普遍存在长期童年暴力、虐待、忽视、家庭功能障碍或创伤事件的人来说，毒性压力会导致大脑发育的生理变化以及皮层和边缘系统的生理紊乱，并持续到成年期。

创伤反映在生理方面除了造成身体伤害，也包括睡眠障碍、肠胃道不适、过度唤起（hyperarousal）等；认知影响包含创伤记忆侵扰（intrusion）或记忆障碍、解离、难以专心等；心理情绪反应包含愤怒、麻木、抑郁、焦虑、哀伤或无助等；社会层面如人际疏离、难以建立依附或亲密关系；行为方面包含逃避退缩、药物或酒精滥用、自伤行为；灵性层面则包含质疑自我价值、对人性或人生感到绝望等。总之，毒性创伤事件会对人体的情感、认知、生活质量、社会功能产生一连串不良的影响。

二、精神疾病经历与创伤经历有什么关联

案例：来自一名童年受过父母虐待的抑郁症患者的叙述

我会在凌晨 3 时 30 分沿着河中央走下去，拼命尖叫着让妈妈离开我的大脑，因为我不明白 25 年前发生的事情怎么会在今天伤害我，但我很痛苦。我的许多自杀企图与其说是试图死亡，不如说是试图找到一个地方来结束痛苦……一旦虐待发生，我会压制那些记忆，我越是情绪化，我就越压抑它。当我还是个孩子的时候，这是一种生存机制，但随着我长大成人，它变得令人不安，因为我无法控制积极或消极的情绪。

大量证据表明，童年时期的创伤或其他逆境与后续精神病经历的风险增加有关。在世界卫生组织（WHO）调查数据的分析中，发现童年时期的逆境，例如性虐待或身体虐待，即使在调整终身共病精神障碍后，也与随后的精神病经历风险增加有关。晚年接触创伤性事件也与随后发生精神病经历的风险增加有关。横截面和纵向项研究发现，与涉及人际暴力的创伤事件相关的精神病经历风险特别高。还有证据表明，创伤事件的数量与随后的精神病经历风险之间存在剂量反应关系。然而，许多创伤性事件是由先前的精神障碍预测的，并与随后的精神障碍风险增加有关，最显著的是创伤后应激障碍（post - traumatic stress disorder，PTSD）。最近证明，有任何创伤事件的受访者随后发生精神病经历的概率是其他受访者的 3 倍。

该人群中的创伤与更严重的后果有关，包括药物滥用增加、复发率较高、住院频率更高和心理社会功能较差。尽管精神疾病患者的创伤发生率很高，而重性疾病患者（severe mental illness, SMI）的人际创伤与创伤相关障碍常常不被识别。

三、如何从创伤视角对待患者的潜在创伤

态度和视角的改变是人文关怀 SMI 创伤经历患者的首要转变。"创伤视角"并非预设每个患者都有潜在创伤，而是在看待患者的情绪、行为和状态时除了用症状、病因、心理社会、家庭和环境等因素来解释外，"过去的创伤史"往往是有助于理解患者令人困惑的行为、用来厘清治疗或介入措施无效原因不可或缺的要素。提供创伤知情照护不需要患者揭露创伤，也并非治疗创伤的方式，而是有意识地带着对创伤的了解，倾听患者声音与需求，从而与患者建立支持性关系的照护。以缺陷角度看待患者容易只看见患者的症状或疾病，但在创伤知情的观点里，症状与疾病皆是患者适应和回应社会环境压力的结果。当眼前患者呈现的反应和行为样貌，不同于过去或一般的照护经验，以创伤知情的观点则会以"她／他经历了什么事（What has happened to her/him）"取代"她／他有什么问题（What is wrong with her/him）"，来帮助专业人员理解病人的症状或行为。

创伤觉察是全面关怀此类患者的前提，觉察患者对某一个动作、某一个物件、某一种场景或谈论某个话题感觉异常敏感，此时需要考虑是否触发了患者某个"创伤经历因子"。比如不愿提起父母或妄想现在的父母非亲生父母是否与童年被虐待或被遗弃有关？觉察创伤触发因子并努力降低其影响是全面关怀患者身心健康的前提。

四、如何防止患者再次伤害

创伤知情照护（trauma-informed care，TIC）是针对心理和身体健康，预防和应对创伤，以患者为中心的方法，可满足特定需求，同时防止有创伤史的患者再次受害。其五项原则为安全、可信赖、选择、协作和授权，是解决以上挑战的基础。

1．安全

（1）通过确定患者的安全经历来确保患者的情感和身体安全。

（2）"打开或关上门"选择让患者觉得安全的方式。

（3）开灯睡觉。

（4）疼痛过程中使用音乐、交流转移注意力。

2．可信度

（1）认识到创伤患者可能会误解护士的行为。

（2）建立信任：建立和保持明确的职业界限。

（3）要明白日常基本的交流可能会对患者构成威胁。

（4）寻求许可，取得同意后再行动，并向患者解释每一种行为，每一个动作都必须经过患者的批准才能开始。

3．选择

（1）有创伤的患者需要从选择中做出决定。

（2）尊重并回答患者的问题和关注。

（3）澄清他们可能寻求的任何信息。

（4）允许患者对非原则性事情的控制。

4．协作

（1）护理计划必须协同实施于患者和康复团队的所有学科。

（2）让患者意识到最终的决定权在他自己。

（3）护理患者的身体时所有的护理者必须行动一致。

（4）高效的沟通是关键，因为让患者的行动变得有意义，最大限度地减少挫败感，最终积极地配合治疗。

5. 授权

（1）赋于患者运用自己的能力，对自己的健康负责。

（2）承认患者的经验，并给予积极的反馈，即使是很小的努力。这证实了他们的奋斗。

（3）认可他们的纠结、承认他们自我康复所做的贡献，可以减少他们对环境的依赖和被害感。

五、如何将 TIC 实践理论指导融入于创伤经历的患者照护之中

创伤知情照护可以适用于各类人群，也适用于医务人员及家庭成员与创伤经历的精神疾病患者相处过程中的实践指导。从以下五个原则出发，将助力于我们识别、理解、共情、关怀创伤经历的精神疾病患者。

1. 注意觉察和识别创伤

核心：能了解接触患者时存在潜在的出发创伤的因子，并辨别潜在的创伤反应，包含生理、情绪、认知、行为、人际关系与社会功能等（如冒冷汗、心跳加速、呼吸变快或吸气时暂停、肌肉僵硬、情绪反应激烈，突然无法与现况连结并作出适当的反应），让其感到身心安全不受威胁。

举例：

（1）观察患者的反应并回应"我感觉到你现在很紧张，过去出

现这样的情形时你通常是怎么帮助自己平静下来的？有什么办法可以让我帮助你平静下来？"

（2）提供支持：觉察到患者焦虑且肢体僵硬，请患者一起做深呼吸、听音乐 或者其他放松技术缓解焦虑。

（3）对一部分患者，我们询问时态度越好奇，他们就越容易带着我们进入他的世界。但在早期尚未建立良好的关系前，询问创伤经历应当谨慎，此时问题可能被列为干扰或不舒服。当患者不愿意提及时，我们应当给予尊重。

2．保证患者的身心安全

核心：让患者感到身心安全不受威胁。

举例：

（1）确保患者接受照护过程中的安全感，如确保患者对隐私、环境、物品维护安全的期待——询问患者希望打开/拉起围帘或开/关门，家人与其相处时保护患者维护自身安全的行为习惯（如患者睡觉时喜欢开着灯，开着门休息，吃饭时要吃别人尝过的食物）。

（2）辨识与移除潜在人身安全的威胁，如疑似受暴者身边陪伴就医的人不能排除为施暴者，可借由检查等制造与患者独处的机会了解情形，降低对患者安全的威胁。

3．与患者之间建立信任感，保持透明度

核心：透过诚实的照护态度、询问知情同意，以及一致、可预期的健康照护流程以建立信任关系。

举例：

（1）提供安全舒适的生活环境，如大小合适的衣物、照明光线、无障碍设施等。

（2）进行任何照护活动，包含身体接触、检查、处置或照护措施之前可简单说明原因、步骤、注意事项等。

（3）照顾儿童或青少年时，可事先向少儿说明并讨论到哪些方面的事情（如影响到安全等）时会有告知父母的可能性，不可向其许下无法履行的承诺。

4．彼此共享，共同努力

核心：照护计划能尊重和纳入患者意见和喜好，患者与健康照护团队成员彼此合作，权力与决策共享，形成伙伴关系。

举例：

（1）让患者了解自己的身体自己做主，可运用开放式的问题与患者建立照护计划。

（2）评估患者对照护的期待、担心并持续沟通；了解患者对照护过程中建议和回顾。

（3）积极的倾听患者的看法，当对方提出他的看法时，观点不一致时不要打断或者急着干预，耐心地听他讲完，就有机会掌握双方意见看法一致的地方，也能让对方更加愿意接纳你的意见，倾听可以有意想不到的收获，并能帮助找到双方共同努力的方向。

5．为患者赋能，增加其控制感

核心：看见患者的努力和能力，在照护互动过程中提到的任何微小的选择都是让患者有控制感、为自己发声及增能的重要方式。

举例：

（1）让患者表达对照护措施优先顺序的想法。

（2）任何治疗或照护措施都可以提供选择，如身体评估时可以说："过程中任何不舒服你可以随时喊停。你的感受是最重要的，你可以选择继续或暂停。"

（3）看见患者的努力："在学校要自己照顾自己，预防感染，活动和饮食都要小心留意，你做得很好且尽了你最大的努力。"

6. 了解自己，自我觉察

核心：健康照护人员了解自己过去的经验、文化、价值观或信念会影响对受创患者的看法。

举例：

（1）了解自己练习：我的价值观、文化背景和个人经验如何影响我和患者的互动？

（2）自我觉察练习：什么样的照护经验、病人的反应和行为会触发我的创伤记忆？我该如何回应？

7. 自我照顾

核心：健康照护人员觉察自身心灵的需求，并使自我生活达到平静稳定的状态。

举例：

（1）保持健康、规律的饮食和运动。

（2）保留时间和空间给自己、家人和亲密的朋友。

（3）设计觉察、放松的活动，如冥想：利用身体扫描，将呼吸放慢、从头到脚倾听身体各部位的声音。

TIC 并非全新的概念，它的部分内涵及实施原则已经存在于现有的健康照护里，比如尊重、知情同意、共情、理解等。但 TIC 为我们提供了新的视角，带领照护人员觉察并理解精神疾病患者某些情绪及反应背后的原因，并减少再创伤，有助于照护对象的给予受双方的互动。如果每个照护者均带着这样的意识，并在行动中做出合适的回应，那么我们的照护系统、生活质量、人际互动会更有弹性，更多的正能量有助于心理创伤经历者身心康复。

作者介绍

▶ 章蕾

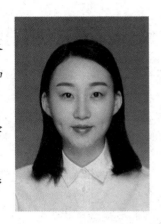

上海市浦东新区精神卫生中心（同济大学附属精神卫生中心），同济大学精神疾病临床研究中心

毕业于南方医科大学护理专业、法学专业

护理部副主任，主管护师，心理治疗师中级

主攻心理护理，从事心理疾病、精神疾病护理 12 余年；主持院级课题 1 项，参与区级课题 3 项，发表论文数篇；研究方向为精神疾病患者疾病康复、创伤干预。

精神障碍患者康复主要方法

一、精神障碍康复原则

充分尊重患者，与他们建立平等、和睦、协作的关系，给予患者感情上的支持，取得他们的信任与配合。

在充分了解患者的病情，注意其病态心理的同时，更要注意发掘患者自身的积极因素，并尽可能地采取措施加以增强和扩展。鼓励患者诉说自己的各种误解和担心，并给予有说服力的解释和有力的保证，使患者逐渐理解自己的疾病性质，树立战胜疾病的信心。

了解患者与其家庭、社会相处中存在的问题，对他们失去平衡的状态做客观的分析，并给予正确的指导，设法使之恢复正常。

如对患者可能存在的不良生活习惯、与人沟通的困难、不切实际的要求等，医生可以为患者提供针对这些问题的正确信息，引导他们认识自己的缺陷，再采用劝告、指点、传授、建议等方法，帮助他们修正和改正错误的观点与处事方法，建立新的良好的心理习惯和社会习惯，使他们重新融入家庭、社区和社会。

引导患者积极介入精神康复的全过程，而不是让他们在此过程中只是被动地接受服务。

如在实施康复措施时，药物治疗是必不可少的，但最常见的是由于各种原因引起的患者对药物治疗的依从性降低，如果这个问题处理不当，很可能无法建立良好的医患关系和护患关系，使患者和家属对药物治疗产生更大的误解和疑虑，甚至导致患者藏药、拒药或自行停药，造成整个治疗的失败。因此，医生必须从开始就给予足够的重视，并想办法使患者及其家属了解药物治疗的原理和重要性，不断强化他们对药物治疗的认识，争取他们主动配合。

精神康复的目标不应该只是关注消除患者精神症状，而应该是通过生物、心理、社会的各种方法，使由于精神残疾所导致的社会功能损害得以恢复，促进精神障碍患者在社区生活、学习、工作所必需的躯体、情绪、智能等方面的技能。促进个体恢复在社区中的最佳水平的过程，让患者尽快重返社会，促进患者的复原。

复原完全超越了疾病的症状，是一个更为广泛的概念。复原强调的是一种生活方式、一种人生态度、一种价值观念。复原是患者突破对疾病的否定，理解并接纳了患病的事实。在对患病绝望之后重新唤起对生活的希望，并对生活各方面做出主动的调整和应对，重新找回自我，而不再首先把自己看做一个有精神疾病的人。

因此，复原并不意味着个体不再有症状、不再有挣扎和斗争、不再使用精神卫生服务、不再吃药，也并不意味着个体将要完全独立地满足自身所有的需要；而是意味着个体已经可以掌控自己生活中的重大决策，已经理解了自己的生活经历，对生活已经有向前看的思考方式，能够为了促进自身健康而采取积极主动的步骤，对生活怀有希望并且能够享受生活。

二、精神康复的程序

精神康复程序的核心是要确定这次精神康复的目标，通过了解与分析，从患者的大量心理需求中选择最主要的、最关键的需要作为要解决的问题，然后确定最佳干预手段，其程序如下所述。

1. 了解患者的需要（评估）

这是问题解决的首要环节。一般通过观察、晤谈、测验、调查等手段，收集有关患者需要的各种信息，即心理康复评估。当患者的某些需要得不到满足，有时会通过心理反应来表达，如发脾气、生闷气等，这些反应也会影响患者的病情。因此，要善于捕捉、及时发现、正确判断这些信息。

2. 分析患者的需要（诊断）

不同患者在不同时期都会有各种各样的不同需要，对这些需要进行归纳分析，方能较好地解决问题，即心理康复诊断。

3. 提出问题的解决方法（计划）

这是决策阶段，也是运用专业知识来解决具体问题的关键步骤。根据了解和分析的结果，以主次问题先后排序，明确心理康复目标，设计如何解决问题的心理干预手段。

4. 心理康复的实施（措施）

这是行动阶段（即贯彻执行计划中的各种方案和心理干预措施），也是"问题—解决"的手段付诸实践的过程。除了决策的正确性之外，心理康复的技巧在这里起决定作用。此阶段应做好记录，作为下一阶段工作的依据。

5. 心理康复的效果评价

检查心理康复效果和计划执行情况，在这个阶段就是对照分析患者对心理康复的反应，看心理康复的目标是否实现，如果没有实现，就要分析原因，是哪一个环节发生了问题。是了解不全面？还是分析不正确？是决策的问题？还是行动上的不足？然后，根据评价来提出下一阶段新的要求。

心理康复虽然可以分解为上述 5 个步骤，但是它是作为一个整体并动态地进行的。

三、精神康复的方法

1. 支持性心理治疗

支持性心理治疗是心理治疗的基本技术，是运用心理治疗的基本原理帮助患者克服情感障碍或心理挫折的治疗方法。适用于各类患者，具有支持和加强患者防御功能的特点，能使患者增加安全感，减少焦虑和不安。支持性心理治疗的方法有解释、安慰、鼓励和保证，其中以解释最为重要。应根据患者的具体情况进行必要的解释，解除顾虑，树立战胜疾病的信心。发现患者对自己的健康和前途疑虑不安时，应以事实为根据向患者做出保证，帮助患者振作精神。

使用支持性心理治疗时应注意鼓励、调动患者主观能动性。患者的依赖证明治疗关系建立的稳固性。进一步使用心理治疗技术促使患者成长，消退依赖。解释时语言应通俗易懂，避免患者发生误解和误会，应避免与患者争执，不能强迫患者接受自己的意见，允许患者思想反复；做出保证时，既要坚定有力，以事实为依据，又不能轻易许诺，否则当保证不能兑现时，会破坏患者对医护人员的信心，影响心理治疗的效果。

2. 认知疗法

认知疗法认为不良精神刺激不会直接导致情绪反应，必须要有认知过程及结论（信念）与态度参与。不同的结论与态度，会产生不同性质及程度的情绪反应。临床上许多情绪障碍的发生都与患者存在不良认知和相应的认知结论与态度有关，如果改变这些结论和态度，就会使情绪障碍得到改变。认知疗法还认为，某些行为障碍或行为适应不良的发生，是缺乏知识及经验，不能取得正确认知的结果。如果提高认知水平或纠正错误观点和观念，就能提高行为适应能力和消除行为障碍。

认知疗法适用于恢复期的精神疾病患者。恢复期的患者普遍存在认知问题，如对疾病缺乏完整认识导致的不良认知；有来自心理社会因素所致的其他不良认知；或者存在性格缺陷和人生观、不良价值观所致的不良认知。这会影响他们从健康角度把握自己、照顾自己、预防复发的能力，对其将来的生活、发展与人生成功带来危害。因此有不良认知的恢复期患者，可采用认知疗法进行心理治疗，改善患者的不良认知和提高其认知水平。认知疗法的方式较多，有贝克的认知疗法、埃里斯的合理情绪疗法等。

3. 行为治疗

行为治疗是根据学习心理学和实验心理学的理论及原理对个体进行反复训练，以达到矫正适应不良行为的一种心理治疗。行为主义理论认为，任何适应性和非适应性的行为都是通过学习形成的，也可以通过学习来增强和消除。

行为治疗的种类繁多，但其治疗的原则和程序大致相同。常用的原则和方法有如下几种：

（1）强化原则：以强化物作为能够增减预期行为出现频率的刺激物。在设计强化训练时应考虑患者问题的严重程度、条件强化学习时间的长短、患者的年龄等因素。

（2）行为塑造法：是运用强化的方法，将达到终点行为的训练过程分成若干步骤，逐步塑造，最终完成终点行为。

（3）生物反馈疗法：主要用于治疗一些与紧张情绪有关的精神障碍。其主要原理是，人的紧张与焦虑情绪和肌肉放松是两个相互对抗的过程。通过生物反馈仪将肌肉放松后的生理变化通过声光的形式反馈给患者，从而使患者学会对自身肌肉进行有效放松的技术，达到矫正精神障碍的目的。

通过行为治疗，可训练患者的各种技能，如正确决策和解决问题，处理好人际关系，正确应对应激和不良情绪，以及一些生活技能训练等。大多数研究认为，本法对减少精神病理症状和再住院无明显疗效。但能使患者获得某些有目的的技能，能改进患者的社会适应能力。

4. 认知行为治疗（CBT）

认知行为治疗是一组通过改变思维或信念和行为的方法来改变不良认知，达到消除不良情绪和行为的短程心理治疗方法。它不仅用于治疗抑郁或焦虑症，现在更多地用于解决一些具体的精神病性症状及由此继发的影响（如羞耻和丧失感），故与目前公认的帮助精神分裂症患者解决由于丧失、残疾和羞耻而引起生活功能下降的支持性心理治疗相比，它有独特之处，即通过一个具体的技术积极地减少由精神分裂症的一些核心症状而引起的痛苦和残疾。

5. 认知修复治疗（cognitive remediation therapy）

精神分裂症患者很多出现认知功能受损，经研究关注心理动力功能，注意、工作记忆、执行功能和其他认知功能。这些功能受损可能会在精神分裂症的整个病程中，使患者的社会心理和工作功能受限。这可能减弱 CBT 治疗效果，因 CBT 治疗中需要高水平的自我监测、注意、理性思维、对疾病和症状的认知。所以从 20 世纪 90 年代开始就有认知修复的方法，通过信息重构、再组织、有效使用环境助手和广泛的以认知功能为核心的技术（主要是神经 认知和社会认知），来加强执行功能和社会认知。

6. 社会技能训练（social skill training）

社会技能是指在不同社会情境下运用不同社交方法并合适的次序进行的一系列行为，社会技能使个体在生活中顺利地与他人交流并反映出其能胜任社会生活的能力。而社会技能的缺失是导致患有精神障碍患者社会交往能力主要原因。这一缺失可能促发个人与环境间的紧张关系，导致其表现出社会退缩和孤立。社会技能的训练源于 RobenLiberman 的社会技能模型。这一模型由三部分组成：接收技能（社会知觉），内化技能（社会认知），传递信息技能（行为上的回应和表达）。但与个体发展不同的是，社会胜任能力又可以综合各类社会资源.，促进社区整合并推动角色功能发展。因此，这种训练常在团体中进行，旨在增强患者多方面的技能，人与人之间交流、交往，病情管理，社区再整合，职场交往以及一些重要必需的日常生活活动。虽然现有训练项目的内容十分多样，但从一系列的训练策略（包括目标确立，行为指导，角色模式，行为练习，矫正反馈，正强化以及家庭作业）可以看出，这些项目都是用来培养具有普遍意义的技能的。

当精神分裂症患者具备了一定的社会技能来应对压力事件和生活中的压力时，并且能熟练地面对并解决生活中的问题和挑战，那些压力便自然不会那么容易地激化患者的病情从而导致其恶化。同时，掌握社会技能还可以帮助患者参与治疗过程中的治疗方案选择和关系建立，其中对于药物自我管理培训证明了这一点。当患者自己学会如何适当地用药时，他们能更好地控制病情，增强了自己对治疗的责任感，也能更清晰地洞察自己的状况。

7. 森田疗法

主要用于治疗各种神经症。森田疗法最基本的治疗原则是顺应自然人的情感活动有其自身的规律，即发生、发展达到高峰，以后逐渐消失。根据这一规律，对恐怖、焦虑等情感体验顺应其活动规律，让其自然消失。而如果主观地去压抑、回避这类情感，只能使这类情感得到强化并出现预期的恐怖。

8. 内观治疗

内观疗法是让内观者反复的回顾自己的人生过程，在这一过程中，通过对自身的内观体验，让患者重新感受到现在生活的幸福。内观治疗分为集中内观、日常内观和渐进内观。实施过程包括：导入期、初期、中期和结束期。内观法的基本课题是，了解他人对自己照顾多少，自己又对这些人回报了多少。适用于：神经症、酒精依赖、抑郁症等心身疾病。通过内观过程，可以重新了解自己、减少烦恼、提高自信、振作精神。

9. 同伴支持（peer support）

精神疾病患者在疾病的治愈和社会功能的恢复中面临重重困难，因此长期处于社会孤立的状态。为了改善患者难以回归社会的现状，同伴支持作为一种支持系统，为其提供环境与情感上的支持，在患者疾病和功能的恢复过程中起到了重要的作用。同伴支持即有相同经历的人通过互相分享个人的经历，为同伴提供知识、经验、情感、信息等方面的支持，同时彼此慰藉，相互接纳与尊重，并建立希望，是一个给予帮助和接受帮助的系统。同伴支持服务模式已作为精神疾病患者的重要康复资源，例如：患者自发组织的互助团体，大家就一个共性的问题进行探讨，总结方法；同时疾病和功能康复较好的患者可以为有需求的患者提供个人独特的经验与方法，是一种单行的服务与支持；此外，同伴支持可作为一种职业，比如患有精神疾病、康复较好的患者在精神康复机构通过被聘用或者志愿服务的形式为他人提供服务与支持。总之，同伴支持在慢性疾病，尤其是重性精神疾病中，发挥着重要的作用。

作者介绍

▶ 俞玮

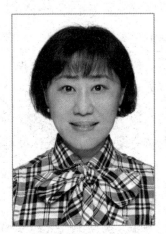

上海市浦东新区精神卫生中心（同济大学附属精神卫生中心）副主任护士、康复科护士长

从事精神科护理工作 25 年，擅长各种重性精神疾病的护理及康复治疗。主持多项精神康复治疗相关的市区级科研项目，已发表多篇精神康复相关论文。

如何拯救你，我的大脑

随着人口老龄化的发展，慢性病的发病率快速攀升，多数慢性病患者在疾病诊断后会经历疾病反复、迁延不愈的过程，且呈现高致残率、高病死率、高经济负担等特点[1]。痴呆疾病作为老年慢性病之一，目前全球约有 5000 万痴呆患者，预计到 2050 年，这一数字将增加 2 倍[2]。我国约有 950 万痴呆患者。

一、何谓老年痴呆

老年痴呆是一种多发生于老年期由大脑神经系统退化引起的综合征，表现为记忆、理解、判断、推理等多种认知功能障碍，同时伴有幻觉、妄想、人格改变和精神行为异常，包括阿尔茨海默病、血管性痴呆和混合型痴呆等[3]。

---

[1] 王心茹，绳宇.慢性病患者预立医疗照护计划准确度及其影响因素的研究[J]. 中华护理杂志，2020,55（7）：1049-1054.
[2] Livingston G,Sommerlad A,Orgeta V,et al.Dementia prevention,intervention, and care [J].Lancet,2017,390(10113):2573-2734.
[3] 李峥.老年痴呆相关概念辨析[J].中华护理杂志,2011,46（10）:1045.

二、哪些人更容易患老年痴呆

有关调查表明，老年痴呆的患病率随年龄的增长而升高，一般认为 65 岁以上的老年人群，患有老年痴呆的风险明显增加，80 岁以上的人群患病率更高；饮食不当、性格内向、独居者易患老年痴呆。此外，该病症起病较为隐匿，且呈现进行性发展的特征，属于异质性疾病的一种。患病因素还包括家族史、性别、头部外伤影响、甲状腺疾病、母育龄过高或者过低、病毒感染、情感波动、免疫系统进行性衰竭、经济困难等。文化教育程度高、良好稳定的婚姻生活会减少痴呆的发生[1]。

三、老年痴呆各期如何表现

最早表现为记忆力减退[2]，前事后忘、判断力及注意力下降。随着病情发展，患者的情绪、性格也会变化，例如多疑、怀疑别人偷其东西等。

到了中晚期，患者不能从事简单的家务劳动，连个人的生活都不能自理，说话越来越困难、外出后常会迷失方向，找不到回家的路。

更严重者，连自己的家人也不认识，不知道自己的姓名、年龄等，连饭都不会吃，大小便失禁。患者只能说简单的词汇，最终完全不能够说话。语言功能丧失后，逐渐丧失走路功能。

[1] 陈传锋，何承林，陈红霞，等．我国老年痴呆研究概况[J].宁波大学学报，2012,34(2)：45－47.
[2] 胡晓婧,赵秀梅,冉云.住院老年痴呆患者照顾体验、正念水平、人格特质的相关性研究 [J]. 精神医学杂志,2017,30(1):38-41.

四、如何照顾居家老年痴呆患者

1. 心理

心理疏导是十分必要的，以帮助患者适应发病后的角色变化，能够正确面对自身病症。为减少患者的孤独感，鼓励患者在照顾者陪同下进行社交活动，避免患者独居，在其做错事时，也杜绝较真、呵斥，要采取合适的方法帮助其认识到错误并改正。

2. 日常生活

老年痴呆患者的日常生活自理能力差，需要照顾者从旁督促或予以协助。照顾者应叮嘱患者保证足够的休息，维持患者饱满的精神情况。如要求患者按时起床、就寝、进餐，养成合理规律的生活习惯；长期卧床者要行定期翻身、拍背，预防压疮。此外，积极开展康复训练，以尽快恢复患者健康。还需要鼓励患者多参与社会活动的同时为患者做好各项安全防护工作，防止患者受到误伤、跌倒、烫伤、误服等情况出现。

3. 饮食

从患者实际情况出发，合理饮食用量，三餐要定量、定时，维持患者规律的饮食习惯。制定合理饮食种类及用量，以丰富的卵磷脂食物为主，告知患者饮食应以维生素丰富、新鲜的蔬果为主，多使用优质蛋白，保证饮水量，禁辛辣和刺激饮食，禁烟禁酒。在保证合理膳食营养的基础上，促进患者的康复。大部分老年痴呆患者会因为食欲不好少食甚至拒食，对此类患者要选取营养丰富、清淡可口的食品，荤素搭配，且食物温度适中，无刺、无骨，易于消化。

4. 睡眠

患者往往有睡眠障碍，精神状态欠佳。因此，在居家护理期间要指导患者白天增加活动量，消耗体力、精力，晚上能拥有较好的睡眠；同时要创造较为舒适的入睡条件，保持安静的环境。入睡前可温水泡脚，杜绝进行刺激性谈话或观看刺激性电视，禁止患者饮用酒精、浓茶、咖啡、吸烟等，排除影响睡眠质量的外界因素。针对夜间起床的患者，要在通往卫生间的通道上安装夜灯，减轻患者的黑暗害怕感。针对失眠患者要适当给予药物帮助入眠。

5．用药

患者服药时照顾者要在旁监督，帮助患者将药全部服下，以免遗忘或错服。对于伴抑郁症、幻觉或自杀倾向的痴呆患者，看护者一定要将药品管理好，放到患者拿不到或找不到的地方。遇到患者不愿服药时，应耐心说服，药吃下后，让患者张开嘴，看是否咽下，也可将药碾碎放在饭中；卧床患者应将药片碾碎后溶于水中服用。

6．功能锻炼

照顾者可指导患者进行梳洗、饮食、归纳衣被、如厕等；陪伴并帮助患者外出，认路、认家门；指导患者干些力所能及的家务活，如擦桌子、整理物品、扫地、倒垃圾等；通过交谈，训练患者的言语、思维等能力；并在日常生活护理时反复向患者讲述日期、时间、地点，天气等，使患者逐渐形成时间概念。针对瘫痪的患者要加强肢体功能康复训练，防止关节挛缩、肌肉强直。

7．安全

在家庭护理期间要加强对患者的看护，避免其单独进行过多的行动；收纳好一些危险性较强的器具，不让其单独接触；对于站立或走路困难的患者，房间、浴池、厕所地面建议铺地毯；上下楼梯要有人陪伴在侧予以搀扶，预防跌伤；外出需有人陪伴或放置卡片于患者衣兜内，上面写清患者姓名、疾病、家庭住址、联系电话号码等，如果患者迷路，可被人发现并及时送回；患者的手机使用定位功能，以便及时被照顾者找回。

五、老年痴呆如何预防

1. 膳食均衡

提倡地中海式饮食对大脑有利，可延缓认知功能衰退，预防老年痴呆。地中海饮食融合了大量植物类食物，限制红肉摄入量，强调每周至少吃两次鱼或家禽。

2. 戒烟限酒

吸烟和酗酒都会损伤大脑。吸烟会加速血管老化，在血管中形成斑块，增加脑卒中和心肌梗死的风险；长期过量饮酒会造成酒精中毒，导致认知功能障碍。

3. 适度运动

有研究者将体育锻炼列为预防老年痴呆的四大重要措施之一，每天坚持进行 30~40 分钟中等强度的运动可以改善大脑血流量，特别是有氧运动可以加速血液循环，提高大脑的代谢及功能。慢跑、快走都十分有益的，一般以微出汗且"每分钟心跳数=170－年龄"为最佳。老年人可以根据自己的身体状况选择适合自己的锻炼方式。

4. 勤做脑部运动

倡导终身学习，为老年人创造学习的机会与渠道，让更多的老人便捷获取知识，提高大脑活力。

5. 参与活动

鼓励老年人多参加户外活动、集体活动，甚至在力所能及的情况下做些家务也能降低老年痴呆发病的风险。养宠物也不失为一种消除老年人孤独感的方式。另外，鼓励有余力的老年人参与一些社会活动，比如老年志愿者之类，这也是老年红利的二次开发，是老有所为、老有所乐的体现。

六、老年痴呆与健忘有何不同

1. 忘事经提示想不起

人老健忘一般是部分性的，经提示能回想起来；而老年痴呆患者的近事记忆障碍是完全性的，经过提示也想不起来，好像没有发生过。

2. 对记忆下降不着急

健忘老人对记忆力不好常表现为十分着急；而老年痴呆患者没有意识到记忆力下降。

3. 冷漠无语，毫无情绪

健忘老人会保持喜怒哀乐情绪；而老年痴呆患者常变得冷漠无语，缺乏基本情绪表现。

4. 时间地点计算不行

健忘老人不会有认知能力的缺损；而老年痴呆患者常伴有时间、地点、计算能力的障碍。

5. 思维混乱，语言贫乏

健忘老人思路清晰，有语言表达能力和推理分析能力；而老年痴呆患者思维混乱，语言贫乏，缺少健全推理分析能力。

6. 生活失去自理能力

健忘老人能保持正常的日常生活能力；而老年痴呆患者即便躯体没有疾病，也会逐渐失去生活自理能力。

作者介绍

▶ **沈燕敏**

上海市浦东新区精神卫生中心（同济大学附属精神卫生中心）心境障碍科护士长、主管护师、中级心理治疗师

2010 年被评选为"浦东新区优质护理服务先进个人"称号

2016 年荣获浦东新区卫生计生系统"巾帼建功标兵"称号

2018 年度所带领的科室被评为"浦东新区卫生计生系统文明服务示范病区"称号

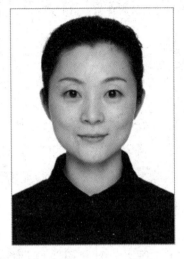

2021 年荣获浦东新区医学会"优秀护理工作者"称号

从事精神科护理工作 20 年，主持上海市浦东新区卫生系统优秀青年医学人才项目，在中文核心期刊发表多篇论文，实用新型专利多项。

心理因素相关生理障碍患者的护理

心理因素相关生理障碍是指一组与心理社会因素有关的，以睡眠、进食和性行为异常为主的精神障碍。这类疾病主要源于多种相互联系和相互影响的心理因素，如生活事件、行为方式、情绪、人格特征等，以自主神经系统、内分泌系统和免疫系统作为活动中介，导致人体生理功能受到损害。

睡眠、进食和性是人类的基本生理功能，这些生理功能能否维持正常，直接影响到个体的心理活动。随着生活和工作节奏日益加快，各种冲突和竞争不断增多，心理因素相关生理障碍的发病率不断增加。

一、睡眠障碍患者的护理

案例：

张女士，32 岁。银行职员，离异，独自照顾 5 岁女儿。近期因工作岗位和收入调整，担心在时间上和经济上无法照顾好孩子，故感到焦虑和困惑，经常入睡困难，且多梦易醒，白天上班乏力，注意力无法集中，几次因工作流程出错被批评。患者深感心力交瘁，求助专业机构后给予助眠药物治疗，睡眠稍有改善，但白天仍精神不佳。患者希望能有更好的办法解决睡眠问题。

案例给我们带来的思考：

1．什么是睡眠障碍？常见的类型和临床表现有哪些？

睡眠是一种周期性的可逆的静息现象，与昼夜节律相一致。如果正常睡眠的启动和调节过程发生障碍，就会产生各种睡眠障碍，包括失眠症、嗜睡症、梦魇和睡行等。在我国人群中，45.4％的人存在睡眠障碍问题，并与焦虑等心理障碍成正比[1]。

（1）失眠症：是一种对睡眠的质和量持续长时间的不满意状况，是最常见的睡眠障碍。它可以是单独的一种疾病，也可以是其他疾病的临床表现。

临床表现：主要包括入睡困难、睡眠不深、易惊醒、自觉多梦、早醒、醒后不易再睡等。患者最常见的主诉是难以入睡，其次是早醒和维持睡眠困难。患者感到入睡前的时间非常漫长，且醒后常感到心力交瘁。白天感到困倦、焦虑、抑郁、易激惹，导致工作或学习效率下降，甚至影响社会功能。

失眠的原因：引起失眠的原因很多，最常见的原因为心理因素，如遭遇生活事件、考试前焦虑、精神紧张等。另外躯体因素有疼痛、瘙痒、夜尿等。还有环境因素如更换场所、声音嘈杂、光线刺激等。此外，人格特征、遗传因素等也是引起失眠的原因。

治疗：失眠症的治疗首先应针对病因，消除或减轻导致失眠的各种因素。一般采用心理治疗为主，适当配合镇静催眠药物治疗，另外各种放松训练疗法、生物反馈疗法、及中医治疗均有助于睡眠的改善。

（2）嗜睡症：是指不存在睡眠量不足的情况下出现睡眠过多，或

---

[1] 谌剑飞. 睡眠障碍的现代病因病机探索[J]. 中国中西医结合杂志,2012,32 (2):151-152.

醒来时达到完全觉醒状态的过渡时间延长的情况，常与心理因素有关。

临床表现：表现为白昼睡眠时间延长，醒时要想达到完全觉醒状态非常困难，醒后常有短暂意识模糊，可伴有抑郁情绪。影响工作、学习和生活，患者常为此感到苦恼。

治疗：主要是对症治疗，首先消除发病的诱导因素，此外可适当给予中枢神经兴奋剂等药物治疗。其次可辅以支持疗法和疏导疗法，以达到治疗和预防疾病的目的。

（3）异常睡眠：是指在睡眠过程或觉醒过程中所发生的异常现象，包括神经系统、运动系统和认知过程的异常。

梦魇症：是指在睡眠过程中为噩梦所惊醒，梦境内容通常涉及对生存、安全的恐怖事件。显著特征是患者醒后对梦境中的恐怖内容能清晰回忆，伴有心跳加快和出汗，但患者处于清醒状态，部分患者难以再次入睡，有的一晚上会反复出现几次。由于夜间睡眠受扰，患者白天常会出现头昏、注意力不集中、易激惹等症状，使工作生活能力受到影响。

睡行症：俗称梦游症，是睡眠和觉醒现象同时存在的一种意识模糊状态。表现为患者在睡眠中突然起身下床徘徊数分钟至半小时，有的口中还念念有词，但无法正常交谈。患者次日醒后对所有经过不能回忆。

治疗：对异常睡眠的治疗包括减少发作次数和防止发作时意外事故的发生两个方面。同时向家属及患者解释该病的特点及发生原因，消除或减轻发病的诱发因素，如减少心理压力。保持日常生活规律，避免过度疲劳和高度紧张，养成良好的睡眠习惯。

2. 如何从生理、心理等各方面做好睡眠障碍患者的护理？

（1）进行全面的综合评估，了解存在的问题：对睡眠障碍患者的评估应是多方面的，包括生理、心理和药物史，以及睡眠日志等等，有的患者还需要接受睡眠多导监护仪的测试以及其他睡眠生理功能的检查。对睡眠的评估不能简单地问患者"昨晚睡得怎么样？"，而是必须明确患者是否存在入睡困难、早醒、再次入睡的难易度以及次日的精神状况等。

（2）根据睡眠障碍类型及评估结果落实护理措施。

①对失眠患者的护理措施：与患者建立信任的关系：对于心理因素导致的失眠，心理护理的重点在于建立良好的信任关系，了解患者深层次的心理问题。

认知疗法：失眠患者由于过分担心失眠，造成焦虑，结果更加睡不着，形成恶性循环。有研究发现，认知疗法能改善睡眠障碍患者的睡眠质量[1]。所以患者可以使用认知疗法，帮助其了解睡眠的基本知识，如睡眠的生理规律、睡眠质量不在于睡眠时间的长短、失眠的原因和根源等，不要把白天发生的不愉快都归咎于失眠，不试图强迫自己入睡，不给睡眠施加压力。引导患者认识睡眠，以正确的态度对待失眠，消除对失眠的顾虑，解除心理负担、纠正恶性循环状态。

支持性心理护理：帮助患者认识心理刺激、不良情绪对睡眠的影响，使患者学会自行调节情绪，正确面对心理因素，消除失眠诱因。

睡眠卫生宣教：教会患者各种自我处理失眠的措施：工作和生活的时间尽量固定；睡前两小时避免易兴奋的活动和避免食用兴奋的食品；白天多在户外活动；使用睡前诱导放松的方法，包括腹式

[1] 王晓娟,刘少妮,徐慧,等. 失眠认知行为疗法联合百乐眠胶囊对脑卒中后睡眠障碍患者睡眠质量和血清神经递质水平的影响[J]. 临床医学研究与实践,2021,6(18):129-131.

呼吸、肌肉松弛法等；营造最佳的睡眠环境：避免光线过亮或直射面部；维持适当的温度和湿度；保持空气流通；避免噪声干扰；选择合适的寝具等。研究显示健康宣教和心理护理对改善睡眠质量有显著效果[1][2]。

帮助患者建立规律的睡眠模式：把床当作睡眠的专用场所；感到想睡觉才上床，而不是一累就上床；不在床上从事与睡眠无关的活动；无论夜间睡眠质量如何，都必须按时起床；避免白天睡觉。这些方法看似容易，但患者由于各种客观或主观因素往往不能完全做到，因此患者需要有规律被督促和指导。

②其他睡眠障碍的护理措施：保证患者身体安全：对家属和患者进行健康宣教，帮助其对该病的认识，增强安全意识，防范意外的发生。对于睡行症患者，要保证夜间睡眠环境的安全，如可以给门窗加锁，防止患者睡行时外出；清除环境中的障碍物，防止患者绊倒、摔伤；收好各种危险物品，防止病人伤害自己和他人。嗜睡病人要避免从事可能因睡眠障碍而导致意外的各种工作或活动，如高空作业、开车等。

加强疾病知识宣教：多数患者和家属对异常睡眠带有恐惧心理，甚至带有迷信的看法，影响他们生活的往往不是疾病本身，而是他们因为对疾病不了解所产生的恐慌心理。因此对此类患者及其家属，要进行详尽的健康宣教，帮助他们认识该病的实质、特点及发生原因，以纠正其对该病的错误认识，消除恐惧心理。

[1] 李全耀,陈鸿,龙政林,等. 艾灸结合健康宣教对大学生睡眠障碍的疗效观察[J]. 中国当代医药,2020,27(14):165-168.
[2] 张茹. 观察心理护理联合健康宣教对烧伤患者术后睡眠质量及情绪的改善作用[J]. 世界睡眠医学杂志,2022,9(4):717-719.

减少发作次数：帮助患者及家属认识和探索疾病的诱发因素，尽量减少可能诱使疾病发作的因素，如睡眠不足，饮酒等。另外，建立生活规律性，减少心理压力，避免过度疲劳和高度紧张等，都可使患者减少发作的次数。仍发作频繁者，可在医生指导下服用相应药物。

二、进食障碍患者的护理

案例：

大三学生王某，20岁。因担心体形不理想影响毕业找工作，故半年来刻意控制自身体重，造成对食物的厌恶，导致摄食不足，营养不良，月经紊乱，甚至经常头晕眼花，影响正常生活。曾几次在家中突然晕倒被家人送往综合性医院治疗，经过医院对患者进行纠正体液失衡、补充营养等对症治疗后，身体状况有所好转。后医生也建议家属需要对患者进行专业的心理干预，希望通过心身综合干预能达到更好的效果。

案例给我们带来的思考：

1.什么是进食障碍

进食是人类生存的基本生理需要之一，健康的进食行为能满足人的生理需要、保持人的身体健康。进食障碍是指以摄食行为异常和心理紊乱为特征，伴显著体重改变和生理功能紊乱的一组精神障碍，主要包括神经性厌食症、神经性贪食症和神经性呕吐。可导致患者精神痛苦和各种躯体并发症，造成健康与社会功能损害[1]。

进食障碍是青少年除肥胖和哮喘外第三种常见慢性疾病，发病

---

[1] American Psychiatric Association. Diagnostic and statistical manual of mental disorders[M]. 5th ed. Arlington：American Psychiatric Publishing. 2013.

高峰期在 14~19 岁之间[1]。身体形象研究报道指出，18~35 岁个体最有可能出现进食障碍症状[2]。进食障碍较易发生在女性群体。患病率大约为 4%，其中以舞蹈演员、运动员为多见。

2. 进食障碍患者常见的发病原因和临床表现有哪些？

（1）发病原因。

①社会文化因素：众多女性患者一味追求苗条的身材，对自身要求越来越高，从而促进进食障碍的发生。

②家庭因素：家庭环境中的不良因素如家庭教育方式不当、家庭中有节食减肥者，或家庭中存在过多谈论减肥和体形美的环境，与进食障碍的发生有关。

③生物学因素：与进食行为有关的神经内分泌中枢功能失调如下丘脑—垂体—性腺轴等系统异常，可能是进食障碍的生物学基础。

（2）临床表现。

①神经性厌食症：指患者对自己体形的感知有歪曲，担心发胖而故意节食以致体重显著下降为主要特征的一种进食障碍。主要表现为：

强烈恐惧肥胖，过度关注体形：多数患者为自己制定了明显低于正常的体重标准。有些患者即使已经骨瘦如柴仍认为自己太胖，或认为身体的某一部位过于肥胖，即使自己体重已很轻，仍不肯进食和改善进食状况。

---

［1］ Beate Herpertz-Dahlmann. Adolescent Eating Disorders: Update on Definitions, Symptomatology, Epidemiology, and Comorbidity[J]. Child and Adolescent Psychiatric Clinics of North America,2015,24(1):177-196.

[2] Silva WRd, Santana MdS, Maroco J, et al. Body Weight Concerns: Cross-national Study and Identification of Factors Related to Eating Disorders[J]. PLOS ONE,2017,12(7):1-16.

采取各种措施控制体重：患者常常严格限制饮食，完全避免食用高糖分或高蛋白质的食物。有些患者进食时速度非常缓慢，将食物分成很小块细嚼慢咽。除限制进食外，患者还常采用过度运动避免体重增加。

存在心理障碍：大约 2/3 的厌食症患者合并一种或多种精神障碍，包括抑郁症、强迫症、人格障碍等。个别患者还有偷窃食物、藏匿食物的行为。

由于长期热量摄入不足，导致生理功能改变，出现一系列的躯体并发症。轻者消瘦、皮肤干燥脱发，便秘、畏寒、头痛和睡眠障碍等；严重的营养不良、水电解质失衡不能纠正时，可能导致死亡。其中性功能异常是常见症状。女性患者常表现为闭经，月经稀少或初潮不来。

②神经性贪食症：是以反复出现的强烈进食欲望，和难以控制的、冲动性的暴食，以及有惧怕发胖的观念为主要特征的一种进食障碍。主要表现为：

不可控制的发作性暴食是本病的主要特征。暴食发作时，患者有无法自控的大量进食的强烈欲望，吃得又多又快，每次均吃到腹部胀痛或恶心为止。

为抵消暴食引起的体重增加，患者常采用自我诱吐、导泄、过度运动的方法减少热量的摄入。

频繁地呕吐和泻药、利尿剂的滥用，可引起一系列躯体并发症，导致患者发生脱水和电解质失衡，少数患者可发生胃、食管黏膜损伤。

患者存在心理障碍，通常会有抑郁心境或因进食冲动所致的内心紧张，暴食可以帮助患者缓解这种紧张感，但过后患者会感到更加抑郁。部分患者可合并精神障碍。

3. 进食障碍患者目前的治疗和疾病预后如何

（1）治疗：进食障碍的治疗主要以综合治疗为主，包括药物治疗、行为治疗、认知治疗和家庭治疗。

也有研究显示，运动治疗可运用在进食障碍中，其中瑜伽治疗能够帮助克服身体形象问题、缓解焦虑和抑郁症状[1]。大多数进食障碍的患者可以在门诊进行治疗，但当患者出现严重营养不良、电解质紊乱或有严重的自伤、自杀行为时，应及早住院治疗，以免造成更严重的后果。

（2）疾病预后：关于进食障碍者的预后，诸多研究结果大致如下：约 30%~40%的人完全恢复，约 40%~50%的人发生了贪食症状。神经性厌食症的病程变异较大，有的一次发作不久即完全缓解，但更多的是多年不愈。完全治愈的病例不多，部分患者症状虽有好转，但仍会持续存在体像障碍、进食障碍和心理问题。

4. 如何从生理、心理、社会等各方面对进食障碍患者进行全面护理

（1）进行全面综合评估，了解存在的问题：对进食障碍患者需要进行全面的包括生理、心理、社会、文化等各方面的综合评估，主要了解患者可能存在的问题如：体重变化情况以及患者所认为的理想体重是多少；患者对自身身材和自我概念的看法；患者的饮食习惯和结构，包括种类、量、偏好以及对食物的认识；节食情况，包括开始的时间等；催吐剂、导泻剂以及其他催吐方法的使用情况；为减轻体重所进行的活动种类和量；与家属的关系以及家属对疾病的认知和态度；情绪状况和有无自杀、自伤倾向。

---

[1] 刘巧桂. 进食障碍综述[J]. 科技资讯,2018,16(29):237-238.

（2）根据评估结果落实护理措施

①生理护理：最首要的护理措施是保证患者的摄食量，维持水电解质平衡。

首先要评估患者的体重情况、患者限制体重所采取的措施包括自我诱吐、使用泻剂或利尿剂的情况。与营养师和患者一起制订计划，鼓励患者尽量按照计划进食。对于厌食严重者，进食进水要从小量开始，逐步缓慢增量，使患者胃肠道能逐渐适应，同时能减轻饱胀感。如果患者仍拒绝进食，在劝其进食的基础上可给予鼻饲或胃肠外营养辅助进食。在体重恢复过程中要注意体重增加的速度，以每周 0.5~1 千克为宜。同时密切观察和记录患者的生命体征、出入量、实验室检查结果（电解质、酸碱度等）。评估皮肤、黏膜的色泽、水份和完整性。如有异常应及时就医。

②心理护理：原则是改变错误认知，重建正常饮食习惯。

改变错误认知：体像障碍是进食障碍的病因之一，与进食障碍的发生有密切关系[1]。纠正体像障碍，首先与患者建立相互信任关系，向患者表示关心和支持，评估患者对肥胖的感受和态度，鼓励患者表达对自己体像的看法，以及重要关系人物的看法和态度对自己的影响。帮助患者认识其主观判断的错误。鼓励患者总结自己的优点，尤其是身体形象方面的长处。帮助患者认识自己对美的理解。通过表扬、鼓励等，帮助患者学会接受现实的自己。

重建正常进食习惯：帮助患者正确理解身材与食物的关系，制订宣教计划，如长期节食对认知功能的影响，向患者说明低体重对健康的危害等，但不对患者的错误认识进行批评。对于厌食的患者，

---

[1] 许翼翔，陈珏，肖泽萍. 进食障碍患者的体象障碍:概念及研究进展[J]. 上海交通大学学报（医学版）,2019,39(2):207-212.

要提供安静、舒适的进食环境，提供适合患者口味的饮食。进餐时最好有家人陪伴在旁，确保患者按量摄入食物。当患者主动进食或体重增加时，应给予鼓励。对于贪食症患者，要制订限制饮食的计划，限制高脂、高糖食物的摄入和减少进食量，逐渐建立规律适量的饮食习惯。要特别注意观察患者的情绪反应，如有无抑郁、有无自杀的危险和滥用药物的情况，根据患者实际情况进行相应的心理护理。

③社会支持：在护理患者的过程中，注重对患者的家属的宣教，指导他们关注患者的病情，并鼓励患者参与家庭活动和集体活动，这对于因家庭矛盾冲突而患病的患者具有更重要的意义。同时鼓励患者多参与有意义的社会活动，重视精神层面的提升，鼓励多为社会做贡献。

作者介绍

▶ 施美丽

主管护师，心理治疗师中级，管理学硕士

上海市浦东新区精神卫生中心（同济大学附属精神卫生中心）心境障碍科护士长

从事精神科护理工作二十余年，主攻精神科临床护理。在核心期刊发表论文多篇，专利2项。

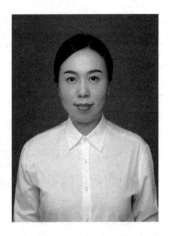

从了解抑郁开始治愈抑郁

2022 年，新冠肺炎疫情上海保卫战给每一个生活在这里的人都留下刻骨铭心的印象。虽然相信早晚会迎来最终的胜利，但过程中难免还会有担心、有焦虑，甚至偶尔也会感到气馁与力不从心。由于本人从事精神科心理工作，其间接到过多位友人的电话咨询，都是由于疫情封控感到情绪失控，认为或担心自己患了抑郁症。

友人项女士和她的先生都是从事旅游行业的，从 2019 年年底疫情开始，事业就受到了一定影响。这次发生的上海疫情，不仅对她的事业雪上加霜，还扰乱了原本还算平静顺意的生活。电话那头传来她接连不断的叹气声，叹息着日复一日地抢菜波折；叹息着孩子日日网课学业日渐荒废却不敢大声呵斥怕引起叛逆的焦躁；亦叹息着缺乏自由而蹉跎了原有的意志和决心。总之，自我感觉"不开心、时不时心烦意乱、感到生活盲目、晚上睡不着"，自我结论"我好像得了抑郁症。"

类似友人这种情况的人应该不少，那么她真的得了抑郁症吗？抑郁症到底是什么？

一、抑郁症的病因解析

抑郁症是现在常见的精神科心理疾病之一，医学术语通常称为

"抑郁障碍""抑郁发作"。根据不同程度分为轻度、中度、重度。在精神科门诊归属于心境障碍科。

人为什么会得抑郁症？有一定数量的百姓可能会认为抑郁症的发生是因为他或她自身抗压能力差、不能承受刺激引起的。其实目前研究显示，抑郁症的发生原因比较复杂，尚且未得到明确的阐明，它的发生是多因素的，不仅有人本身的心理因素，还有生物因素和社会环境因素等。例如，抑郁症的发生与遗传因素有关。有报道称，家族中存在抑郁症亲属的人群，其患上抑郁症的概率是一般人的10~30倍，并且与抑郁症亲属的血缘关系越近，其患病的概率就越高[1]；抑郁症的发生与人的内分泌系统也有关系，我们人体中有多种物质，如肾上腺素、多巴胺等，这些物质的分泌与抑郁症发生也有关系[2]；另外，抑郁症的发生与人的性格因素也是分不开的，具有敏感多疑、人际关系紧张、自卑感强、缺乏自信或完美主义的性格是抑郁症发病的危险因素；也有研究称生活方式的不同对抑郁症的发生有影响，经常以快餐为食的人患抑郁症的概率比那些不吃或极少吃快餐的人高出51%[3]。可见，抑郁症的发生原因不一定是单方面的，也有可能是多方面作用下产生的。

二、抑郁症的表现形式

那么，抑郁症到底有哪些表现呢？上文提到的友人项女士真的得了抑郁症吗？

抑郁症的主要表现是心境低落，患者自我感觉"心情不好、闷

[1] 朱敏. 浅谈抑郁症的病因学研究进展[J]. 当代医药论丛，2015,09:158-159.
[2] 郝伟，陆林.精神病学[M].8 版.北京：人民卫生出版社，2018.
[3] 何谦. 探讨抑郁症的病因及发病机制[J]. 东方药膳，2019(24):112.

闷不乐、高兴不起来，整日愁眉苦脸、忧心忡忡，唉声叹气"；晚上整夜失眠、胃口减小、体重减轻，对任何事物都提不起兴趣，严重的患者还感觉"生不如死、活着没有意思、拖累家人"，最严重的发生自伤、自杀；也有表现整日感觉这样那样不舒服，到处求医，但检查化验结果并没有大的问题。要注意的是，抑郁症患者的这些症状是存在于他们生活的大部分时间内，一般不会随外界环境变化而改善，大多数抑郁症患者存在认知功能障碍，简单地说存在错误的认知，一直用消极的想法看待事物、消极观念预测未来。

三、抑郁情绪与抑郁症的区别

了解了抑郁症的表现，我们再来分析下友人项女士的表现。她在疫情封控期间感到了不开心、心烦意乱，可能是因为处于一个特殊的时期，但是当她在千千万万人的抢菜过程中获得成功时还是能感受到开心，甚至短暂片刻、引以为傲的兴奋。虽然她渐渐出现了睡眠差，晚上难以入睡，此时我们要了解由于封控在家，她是否拥有规律的作息，每日的活动量多少，白天的时候有没有睡觉，排除这些状况再来评估她的失眠原因。最重要的当我安慰她，疫情总将过去，生活终将回归正常，她表示了赞同，并没有产生永远悲观下去的想法。所以友人项女士的表现可以视作正常的"抑郁情绪"，这是在一定的环境下由客观事物引起的，通俗讲"事出有因"，当事情过去了，情绪发泄了就会好转心情。当然，如果人长期压抑情绪，一直处于抑郁情绪而找不到突破口，不能释放情绪，那么也是有可能转化成抑郁症的。

另外一个案例是我的一位同学，见到她时是2020年疫情平稳后，时隔半年的相见是在反复邀约下促成了几个人小范围的聚会。而让大家感到明显不同的是该同学一反常态的状态，曾经开朗活泼的她变得郁郁寡欢，餐桌上默不作声，吃饭也是食不甘味。出于关心询问，她只是礼貌推脱可能睡眠不足。而从事精神科工作的我出于职业敏感，总觉得没那么简单。

几日后，通过电话，我再次肯定自己的怀疑。同学只说最近睡眠不好，多问几句后竟然不耐烦地挂了电话。之后她的家人联系到我，才知道她起初从担心初三的儿子由于网课耽误学业，一直心情不佳，为了不影响孩子，常常一个人压抑情绪，晚上偷偷哭泣，不能入睡。但这样的情况没有因为疫情平稳、孩子返校回到正常生活而改善。她仍会因为生活中的一些小事感到沮丧，整天担心这个担心那个，整日紧锁眉头，还一直感觉疲劳，只想躺在床上，渐渐的家务也不想做，工作也要常常以各种借口请假。她的这种情况已经影响了正常的生活和工作，不是简单的情绪变化，在经过门诊就诊后，她确实被诊断为中度抑郁发作。

四、抑郁症的治疗

患了抑郁症怎么办？抑郁症能治好吗？

随着社会发展，抑郁症的发病率在逐年增加，大众对抑郁症的关注度也越来越高。据 WHO 数据统计，全球抑郁症发生率在 4.4% 左右[1]，而我国已达到 5%～6%[2]。换言之，抑郁症已成为一种常见病。大众要以平常心对待，而非对其产生羞耻感而延误疾病的

---

[1] 姜文慧，高成阁，董莹莹，李烨，陈策. 首发抑郁症患者的生活质量与临床症状的相关性研究[J]. 西安交通大学学报（医学版),1-5.
[2] 潘剑. 心理认知护理干预对抑郁症患者的临床护理效果观察[J]. 中国冶金工业医学杂志，2019,06:661-662.

诊治。真的患了抑郁症，一定要做到早诊断、全病程治疗，才能促进康复。

目前临床上抑郁症的治疗主要采用药物治疗、心理治疗、物理治疗等综合治疗。大多数患者通过治疗能够达到临床治愈，就是说缓解或消除抑郁症状，能够恢复到病前的生活状态，但仍有 5%～25%的患者会终身患病。终身患病的原因为抑郁症是一种容易复发的疾病，达到真正的康复早期治疗是非常重要，同样预防复发也是关键所在。如果患者 3 次抑郁发作或不能坚持维持治疗，治疗不彻底，复发风险会大大提高，以致终身患病。

五、抑郁症的防范和护理

对于健康人来说，要正确地认识抑郁症，既不夸大事实，胆战心惊，也不能无所畏惧，淡漠处之。通过专业的渠道、正规的书籍等多了解抑郁症的知识，区分正常的抑郁情绪和抑郁症的区别，也可以通过采用抑郁症的自评量表评估一下自我是否存在抑郁倾向，更科学、更清晰地了解自我。当生活、学习或工作中遇到不顺心时，要学会用正确的方式释放自我，如培养良好的兴趣爱好，遵循健康的生活方式，建立良好的情感沟通渠道，提高自身的应激能力，拥有积极向上的平和心态。

曾经有这样一个小故事在网络流传，说的是甲乙丙三个人被误送入精神病院后如何想方设法证明自己没病获得出院的过程。甲患者天天嚷嚷着一些基本常识，想证明自己思维清晰，没有精神病；乙患者用高科技的信息来证明自己的知识渊博，是科研人员，结果均以失败告终。只有丙患者，天天安安静静，按时吃饭吃药睡觉，很快获得医生批准出院了。读完这则小故事，对于外行人又增添了一份对精神病院的恐惧，而对于专业人员，不禁莞尔一笑，无稽之谈。然而，撇开故事本身的趣味性，故事中丙患者的行为处事，又何尝不是给我们一个很好的启示呢？丙患者身处逆境坦然处之，没有歇斯底里，没有自暴自弃，而是找到了最佳方法予之化解，他在特殊时期特殊环境下，随客观变化而随机应变。面对矛盾和困难，保持豁达宽容的心态，不要以过高的期望值来对待人生，凡事尽力而为、量力而行。经常保持积极愉快的情绪，遇到不顺心的事时主动寻找它积极的一面，看到事物的两面性，不是常常说"破财消灾"，这就是乐观主义精神。

当然，抑郁症的防范不是简单的心灵鸡汤就能做到的，如果发现自我不能很好地调适，要及时求助他人或专业的心理机构，切勿因旧时的"偏见、羞耻"的错误看法而耽误最佳的诊断时间和干预时机，导致将疾病从轻度拖至重度，甚至终身患病。

对于抑郁症患者来说，首先要建立疾病康复的信念，因为抑郁症的治疗康复需要一个漫长的过程，只有足够的信心和坚定的意志才能战胜病魔。当然，除了要有坚定的决心，还要掌握一定的相关疾病知识。要了解抑郁症的复发先兆，预防复发的措施，如坚持服药的重要性、如何保持良好的睡眠状态、感到症状反复如何自救等。

在精神科心理疾病的治疗中，很多患者的病情反复往往与其自身自行停药有关。抑郁症可通过药物有效治疗和控制，但服药不依从是患者治疗及预防复发的重要阻碍，且不依从行为非常普遍，不依从率高达49%～88%[1]，这也是抑郁症难治的主要原因之一。

[1] 徐丹，周建军，禹婷婷，等. 住院抑郁症患者服药依从性及影响因素研究[J]. 临床合理用药杂志，2022,15(1):157-160.

什么是服药依从性？通俗地讲就是按医生的医嘱、医生规定的时间、剂量进行服药，反之称为不依从性。如果有的患者虽然服药，但有一顿没一顿，或者减少剂量，这种情况称为部分依从性。无论是不依从性，还是部分依从性，都会影响药物的疗效，影响患者的康复。

为了提高患者的服药依从性，促进疾病的治愈，尤其是精神科心理疾病，在过往的很多研究中希望通过对患者不服药原因的探讨来制定相关的对策，发现每个患者不服药的原因涉及各个方面，主要归纳以下几点。

首先，是因为药物不良反应原因。什么是药物不良反应？由于病情需要服用某种药物，服用过程中原来的症状缓解或部分缓解，同时出现了其他不适，如口干、乏力、心慌、便秘、发胖、流口水、肌肉僵硬等。不同的药物出现不良反应的表现、发生概率有所不同。

服用药物出现了不良反应，怎么办？首先患者及家属一定要明白"病来如山倒，病去如抽丝"的道理，抑郁症的康复是一个漫长的过程，要有耐心和信心，在用药上必须遵循医嘱，无论是给药或者撤药都是一个循序渐进的过程。了解通常抗抑郁药物在合理的剂量时出现不良反应是正常现象，可以通过其他药物调整缓解的，及时处理不会出现严重的并发症，不要有过大的心理负担；对于一些轻微的不良反应，如便秘可以通过多喝水，调整饮食，多食粗纤维食物，加上适当的运动促进肠蠕动帮助排便；再如口干，可以随身带水杯，不时小口小口喝水以缓解不适；如乏力、心慌等不适体征的及时门诊，寻求医师专业帮助，通过药物调整缓解不良反应；定期门诊，有利于医师直接与患者沟通，及时评估病情，更合理用药；最重要的是切忌因为出现药物不良反应反应自行减药，甚至直接停药，导致病情多次复发，影响愈后。

除了药物不良反应，也有因为患者得不到社会支持的原因而不肯服药。

虽然近年来大众对抑郁症的关注度越来越高，但大众对抑郁症的知识知晓不足，更有甚者还是会把抑郁症视为"可怕""脑子坏了""另类的人"，对抑郁症患者的接纳度低，这也是导致抑郁症患者"病耻感"重、回归社会难的主要因素之一。

在抑郁症的研究中显示，良好的社会支持能促进患者的康复。社会支持度越高，患者社会功能恢复得越好。随着人文素质提高，社会也是越来越关注心理疾病患者这个弱势群体，在各个层面为其提供支持。

作为患者本身要看到这些正面、积极的变化，要配合社区防治医师的随访，不要为了"面子"隐藏病史，不愿接受专业人员的帮助。另外，要积极参与到社区成立的"康复中心""康复家园"；为患者定期举办讲座、兴趣班、劳技训练等，提供患者相互沟通、与外界交流的平台，培训社会技能， 要主动寻求帮助，争取更多的社会支持，有利于疾病的康复。

作为抑郁症患者的家属、朋友、同事等社会关系人员，应该多与患者沟通，听取患者的想法和感受，让患者参与到治疗或生活事件中，互相交流，增进感情支持；生活上鼓励患者做好自我管理，做到起居规律、仪表整洁；鼓励或陪伴患者外出参加正常的社交活动，不能因为过分担心而限制患者活动，实在不放心地可以与患者做好时间约定；帮助患者应对生活中的各种应激事件，要多观察患者的情绪变化，及时给予支持和关心；督促患者定期门诊，医、患、家属一起为抑郁症患者康复努力，建立战胜病魔的信心。

另外，在长期的精神科临床工作积累中，发现还有一种原因致使很多患者自行停药，那就是缺乏对抑郁症疾病的知识。

　　患者起病初期，通过服用1～2周药物治疗后渐渐起效，一旦病症消失了就认为病已经好了，不用继续吃药了。另外一种情况是患者服用1～2周药物未见起效，认为药物治疗没有用就不吃药了。这两种都是认知误区，且不仅存在患者身上，包括其家属也有这样错误的观点。患者及家属对疾病的认知不足也是降低患者服药依从性的重要因素。所以抑郁症患者一定要明白，抑郁症的治疗要达到最佳效果必须是全程治疗。药物的治疗分为急性期用药、巩固期用药和维持治疗期用药。由于抑郁症等心理疾病的复杂性，具体用药时间存在个体差异，没有一个明确的数据。但一般情况下，维持治疗期在2～3年，用药期间没有复发症状才能考虑是否停药。而且要着重强调的是，病症缓解并不代表疾病治愈了，抑郁症的康复需要一个全面的评估，需要专业的测量工具进行评分，是否停药的最终决定应该由专业的医生结合各项检查指标做出判断，而不是患者或者家属自我决定。擅自停药最终导致的结果是病情反复，而且抑郁症的复发会对治愈疾病增加难度，影响疗效。

　　健康的心理与没有躯体疾病同等重要，是大众幸福指数的重要体现。为了促进社会健康发展，人人多了解一点抑郁症，多接纳一点抑郁症患者，一起在治愈抑郁症的道路上发挥积水成渊的力量。

作者介绍

▶ **滕秀菊**

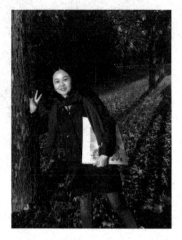

上海市浦东新区精神卫生中心（同济大学附属精神卫生中心）老年精神科护士长、主管护师、中级心理治疗师

从事精神科临床护理工作 20 年，开展社区心理科普宣讲工作 5 年，致力于不同年龄阶段人群的精神心理知识科普，旨在提升大众心理素养，促进健康和发展。

是抑郁，还是心情不太好

　　有一段时间，您并非遭遇打击，也不是面临多么无助的境地，只知道在平淡无奇的日子里，发现自己一步步失去了快乐的能力，就像泄了气的皮球。当您试图跟朋友表达这种糟糕情绪时，他们说，"大家都会有这种情绪的，别多想啦。"于是，你丧失了进一步表达的欲望。

　　在其他人眼里，抑郁这种问题看开点、乐观起来就能好。事实上这和感冒发烧一样，是一种病，需要治疗。当我们遇到精神压力、生活挫折时，产生短期的抑郁情绪无可厚非，通常经过一段时间的心态调整和休息，就能走出低谷。

　　而抑郁症通常无缘无故地产生。抑郁症让一个原本勤快的人变得不想要一切活动，让一个人面目全非。长期罹患抑郁症的英国首相丘吉尔，发病时就会陷入极度的自我否定，甚至不敢太靠近月台边站立。他曾说，"心中的抑郁就像一条黑狗，一有机会就咬住我不放。"它能夺走感知快乐的能力，让人随时随地崩溃。

　　据调查，国内的抑郁症患者约 7000 万人，2/3 的抑郁症患者曾有过自杀的想法，15%的重度抑郁患者以自杀结束了自己的生命。

　　焦虑、抑郁等负面情绪逐渐侵袭越来越多现代人的生活。百度指数显示，2022 年 3 月以来，上海居民对"心理咨询"的搜索激增，其热度同比上升了 253%。

抑郁症位列癌症之后人类第二大死亡原因，首要致残原因，全球约有 3.5 亿人受困于抑郁症中。2019 年，北京大学第六医院黄悦勤教授团队发表在《柳叶刀·精神病学》（*Lancet Psychiatry*）上的研究首次报告了中国心理健康调查的患病率数据。结果表明，我国抑郁症的终身患病率为 6.9%，年患病率 3.6%。此外，该报告还指出，我国的抑郁症患者中，女性约占 65%，67% 的抑郁症患者超过 35 岁。更让人忧心的是，抑郁已经缠上儿童青少年。有关研究报道，我国儿童青少年学生中大约有 37% 左右伴有不同程度的心理问题。最常见的表现为焦虑、抑郁。由此可见，青少年的抑郁问题不可忽视。

从古至今，许多名人似乎都逃不过它的魔爪：荷兰画家凡·高、美国作家海明威、政治家林肯，还有香港艺人张国荣……事实上，无论是伟人们，还是我们普通人，都可能陷入抑郁症的漩涡中，无法自拔。

或许你的生活中也有过以下一个瞬间：感到自己精力严重减退，对生活中任何事情都提不起兴趣，曾经最爱做的事情如今却瞧着厌恶；又或者情绪低落，感到无缘由地想哭泣……当你出现以上症状时，如果你有上网搜索的能力，相信你已经被网络告知你患上了"抑郁症"了。不可否认，你的确有抑郁症状，但抑郁症是一个复杂的心理疾病。要了解抑郁症，还是要先知道抑郁症是什么。

那么抑郁症，到底是什么？

抑郁是一种情感障碍，是一种以情绪低落，无望失助为主要症状的心理疾病。根据《精神疾病诊断与统计手册（第五版）》，抑郁症的诊断标准为：持续情绪低落，思维联想迟缓，意志行为抑制，兴趣爱好下降，自我评价低，伴有失眠早醒、食欲减退、性欲下降；

严重的患者会出现反复想死的念头或者自伤、自弃行为，病程持续时间超过 2 周。

它有别于平常人们的情绪低落状况。抑郁患者常常感到悲伤，情绪低落，对以前喜爱的活动或事物缺乏兴趣，无法从生活中体验到乐趣，自信心下降，自责，常感到疲劳，心理活动迟钝。有半数左右的抑郁症患者还会出现自杀行为。

作为光鲜亮丽的二战元勋，丘吉尔似乎得到了历史和世界的注目，可却没得到黑暗与绝望的救赎。从年轻时，抑郁症已经成为丘吉尔生活中的一部分。他曾称抑郁为"黑狗"，说道：黑狗让我变得像个老人一样，整个世界好像都在享受生活，我却只能与黑狗相伴。那些曾带给我快乐的事情，忽然消失了。

抑郁症的第一个主要症状便是忧郁或者焦虑心境，便是我们说的"快乐消失"。抑郁症患者会感到持续性的情绪低落、悲伤，对曾经喜欢的活动失去兴趣或愉悦。例如长时间的闷闷不乐，沉默寡言，但自己主观意识难以转变情绪，就像身边围绕着许多负面情绪的"泡泡"，拼命想逃离，却逃不了。患者还会对曾经感兴趣的事物感到没有兴致。例如最爱的王者不想打了，最爱的羽毛球也不想打了。曾经听见名字都会感到雀跃，如今看见事物就在眼前却感到无趣。

抑郁症的第二个症状是精神运动性抑制。精神运动性抑制的表现，一个是精神，也就是情绪、情感方面，另外就是运动、躯体方面。精神和情感方面，往往表现的是闷闷不乐、郁郁寡欢、经常发呆、被动、情感淡漠、退缩或者是胆怯。而运动性方面主要表现为思维很迟缓、话很少或者是断断续续地说话。另外，患者的注意力常常不集中、反应也很慢、走路也慢吞吞的；还有学习、工作效率下降、往往不愿意活动、不愿意出门接触别人；严重的情况下，可以达到木僵状态，也就是不吃、不喝、不动，甚至也不眨眼。

抑郁症的第三个症状是自尊丧失。自尊心能使人自强不息，并维护着人格的尊严。抑郁症患者逐渐丧失自尊时，会缺乏自信心，往往感到自卑，会因为感到自己不够优秀而自罪自责，觉得自己一无是处，这种消极的心态，会使孩子极度自卑甚至自暴自弃，走向堕落。

抑郁症的第四个症状是出现躯体化症状。躯体化症状有一定的心理和社会因素，表现有多种多样，经常变化，反复出现躯体症状。它的症状涉及身体的任何系统和器官，常常患者有所夸大，最常见的是胃肠道不适，表现是疼痛、打嗝、反酸、呕吐、恶心，还有异常的皮肤感觉，如瘙痒、烧灼感、刺痛、麻木感、酸痛。患者常常会伴有一些精神症状，如焦虑、抑郁等症状。

抑郁症的第五个症状便是"失去食欲"以及"失去精力"。抑郁症患者会突然食欲改变，感到精力不足或者无法集中注意力。明明一整天都躺在床上，但仍然觉得很疲惫。明明什么任务都没完成，却觉得疲乏。

在丘吉尔的大半生中，他与上述抑郁症状形影不离。曾经的他也感到自己身处深渊，无人能将他拉出井底。于是他积极寻找专业帮助。

最后，丘吉尔走出了抑郁症的阴影。在日常生活中，如果你也有出现有以上抑郁症类似症状，应及时寻求专业帮助，进行全面的检查，并且在医生的指导下进行科学合理的治疗，这样才能保证自身的健康，走向更美好的生活未来。

作者介绍

▶ **樊希望**

上海市浦东新区精神卫生中心（同济大学附属精神卫生中心）心理评估与研究中心主任

中国刑事科学技术协会专业委员会心理测试技术专业委员会委员

研究方向：抑郁症神经调控、智能神经心理测量。

目前主持上海市浦东新区科技发展基金民生科研专项资金医疗卫生项目和上海市心理健康与危机干预重点实验室2021年度开放课题基金项目。

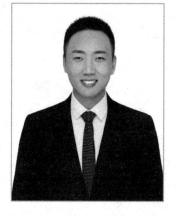

近三年在精神心理疾病的基础与临床研究中以第一作者发表SCI期刊论文6篇，最高影响因子是13.890分。

作为国家心理医疗队成员参与武汉医疗援助工作，并在武汉期间开展精神卫生临床工作，获得"江汉方舱医院先进典型个人""武汉市江岸区抗击新冠肺炎疫情先进个人"、湖北省委省政府"新时代'最美逆行者'"等荣誉称号。

警惕进食障碍

　　偶然的机会面容姣好的小洁（化名）接触了网络视频直播，为了塑造"骨感女神"的形象，她开始疯狂地减肥，从最开始的控制高热量食物渐渐演变成不吃主食，每天仅靠少量水果和饮用水充饥。她熟知每种食物的热量值，进食量要精确到克，为了更快达到减重的目的，她风雨无阻地每天快走 10 千米，甚至造成膝关节损伤也不停歇。小洁偶尔也会忍不住大吃一顿，但美食入嘴的一瞬间，她感受到的不是食物的香甜，而是那不知该如何消耗掉的热量，当食物在胃中翻腾时她的焦虑和恐惧也愈演愈烈，这时她会熟练地将食指狠狠地捅向自己的喉咙，直到一股酸水喷涌而出，当按下马桶冲水键的同时，她的焦虑和恐惧也会暂时偃旗息鼓。随着身体每况愈下的同时，粉丝的数量也持续减少，小洁的脾气变得越来越暴躁，面对父母的嘘寒问暖，小洁置若罔闻，情绪激动时还会拳脚相加，甚至在一次冲突中用剪刀将母亲的头部刺伤。心如死灰的小洁父母只能求助居委，在大家的陪同下，小洁不情愿地来到了精卫中心的门诊。

　　"好希望自己得厌食症啊，这样我就不用为减肥烦恼了！"有人如此感慨。但我相信，如果她在精神卫生中心的门诊看到身高 166 厘米体重却不足 34 千克的小洁，就不会这么想了。

　　第一次看到小洁时给人的视觉冲击是很震撼的，纸片般的身形与冬日宽大的衣服显得极不相称。她就像是一具骷髅，瘦到皮包骨。大众对厌食症的认知仅仅局限为极端的一种减肥手段，事实上它是死亡率最高的精神疾病。在厌食症的严重阶段甚至会出现极低体重，可能达到体重"不过半百"，但也是极度危险的。法国女模卡罗因患厌食症死亡，身高165厘米的她当时只有32千克，小洁的情况与其类似。由此可知，小洁此时的状态是十分危险的。

在生理上，厌食症患者脱发是正常现象，头发大把大把地掉；营养跟不上，白细胞极低特别容易生病，大大小小的疾病就爱找自己，流感季节，就怕中招；摄入的食物少，营养不足，无论春夏秋冬，手脚冰凉，代谢极低，即使他们把自己裹得厚厚的，身体也非常怕冷；厌食症还会导致闭经，这对女孩是非常大的危害，不仅让"美女"变"丑女"，长期如此，身体越来越差，心率也低，低到每分钟可能无法维持正常生命所需的搏动，随时都有生命危险，随时接近死亡的边缘。

关于体重、体形的先占观念，也就是往往表现为对瘦的无休止的追求，极度地、病态的害怕体重增加，恐惧进食，拒绝维持正常体重。很多厌食症患者明明已经很瘦了，但仍认为自己某个部位很胖。而且节食又对内分泌和情绪有影响，所以有些厌食症患者的情绪状态是压抑、低落的，甚至已经达到了抑郁症诊断标准，这又会进一步削弱食欲。不仅是抑郁，进食障碍还会伴随诸如焦虑、强迫、失眠等其他精神症状。与此同时，极低体重使他们成为行走的骨架，总是吸引来异样的眼光，成为别人眼中的怪物。同时，他们也会认同得病完全是个人的责任，是因为自己作、瞎减肥、爱慕虚荣、觉得瘦就代表成功和幸福。这种自罪、自责的心理，让他们在精神上遭受摧残。

我们常听到的厌食症还有不同的亚型，都属于进食障碍谱系障碍。当然，厌食症的诊断是阶段性的，其中限制型厌食症一般会演变成贪食症。贪食症也有特定的诊断标准，当控制不住地大量进食、清除等行为反复发作，且满足一定的频次和病程才可能被诊断。并不会因为阶段性吃得多就会变成贪食症。

一、进食障碍是什么原因造成的

国内外的研究团队发现进食障碍及其亚型的病因不仅与大脑神经中枢相关联，发病与生物、心理、社会文化因素有关。同时，患者在性格上都有过度追求完美、自卑等特点；家庭中，他们的父母存在冲突，关系紧张，整个家庭表现出控制与僵化。

无独有偶，丽丽也是厌食症的受害者。她是一名初三学生，16岁的她身高已经有170厘米，但看起来非常单薄。她和妈妈一起来到浦东新区精神卫生中心治疗。丽丽一家表现出了明显的家庭权力的不平衡。在这个家里，妈妈辛勤操劳着家人的生活，她对于丽丽的照顾可谓无微不至：大到择校、报哪个兴趣班，小到每日衣服的搭配、袜子颜色的选择。丽丽也非常懂事，是一个品学兼优的"别人家的孩子"。妈妈怎么也想不通，自己平时对孩子这么关心，女儿也乖巧懂事，怎么会得了厌食症？

父母过度控制孩子，于是孩子通过不吃饭反抗父母的控制，这是家庭中导致疾病发生以及持续的一种互动。很多的"控制"只是父母的焦虑，而不是孩子的需要。孩子需要的是告别家庭，告别过去，与原生家庭的渐行渐远，获得成长的能力。而"厌食"是孩子表现出来的、需要成长的独特语言，是有功能的。从这个角度来说，这促使我们意识到，"进食障碍"提示我们的远远不止有症状，没有我们想的那么简单，"对瘦的执念"并非不重要，但在这个执念的背后还有更多我们所不了解的，但是需要去处理的内容。

二、得了进食障碍该怎么办，又该如何治疗呢

进食障碍患者表现为对体形和体重的过度关注，采取一些极端的减肥方法。这些方法有的会直接危害生命，有的则会造成长期的低体重，引发代谢、内分泌、营养不良等问题，严重的会导致死亡。

神经性厌食症的治疗需要遵循多学科综合治疗原则，对于进食障碍患者首先要做的就是判断生命情况，给予药物、营养、躯体治疗，挽救生命。首先应纠正营养不良，使体重恢复到安全范围，体重以每周增加 1~1.5 千克为宜；配合包括辩证行为疗法、家庭治疗和结构化的心理治疗等。心理治疗也是神经性厌食症的重要治疗方法，通过心理治疗来改善患者对进食、体重和躯体形象的曲解认识，使患者认识到科学、合理的饮食对身体发育和健康的重要性，培养患者的自信心和自立感，使其在治疗计划中负起个人责任，矫正饮食行为，最终战胜疾病；最后，对于合并抑郁、焦虑或强迫症状的患者临床中常选用新型抗抑郁药物，而对于担心体重增加和体象障碍可能达到妄想程度患者可尝试应用抗精神病药物治疗。在此过程中，关注患者的资源、帮助患者一起应对疾病，有一颗坚持和努力的心会比什么都重要。

三、进食障碍能治好吗

经过三个月的治疗，小洁的体重已经基本恢复到正常范围，情绪也平稳了很多，虽然仍存在对体重持续增长的担心，但对正常的进食已不再抗拒。对于未来小洁也有了自己的思考，她计划发挥自

己特长找一份文员的工作。我鼓励她要定期门诊随访，也祝福她能一切重回正轨。

而丽丽的改变不仅仅是她自己的，更是她的家庭。丽丽的爸爸妈妈也在逐渐领悟：家庭教育中最重要的环节，或许不是教导孩子，而是爸爸妈妈的自我成长。他们逐渐意识到孩子的成长，本质上是一次次的分离，父母不可能给孩子包办人生中的一切。爸爸妈妈会问丽丽的想法，不再强迫丽丽接受自己的意见。他们发现，不仅丽丽的厌食症状得到了改善，爸爸妈妈也变得轻松许多，家庭关系更融洽，生活的幸福感也提升了。如今丽丽已经成功恢复到了生病之前的体重，还参加中考，考入了一所不错的高中，未来可期！

四、神经性厌食症如何早期识别

进食障碍是一个逐渐演进的过程，不健康行为的频率和程度是逐渐加大直至达到临床"显著"级别的。如果身边的他出现以下情况，我们需要引起重视了。

（1）进食慢、不想进食或出现进食相关的强迫行为。很多患者在疾病早期，表现为进食的速度的减慢，同时会对食物进行严格的分类，关心食物的热量，故意不吃某一类食物。严格控制主食量及脂肪、蛋白质的摄入量，增加每日的活动量，以远低于患者应有的体重标准，常呈现出憔悴，极度消瘦，严重营养不良的躯体状态，相反他对此感到欣慰或安稳。大部分患者仍认为自己或自己的某个部位还是"胖"，而为此不安，坚持"减体重"的活动。

（2）部分患者在病程中不能耐受饥饿，而有阵发性贪食，呈少食或禁食和贪食相交替。反复性地暴饮暴食，并有暴食后隐秘的催吐、导泻等清除行为。

（3）吃完东西之后或吃东西的时候会出现恶心、呕吐症状，同时伴有体重的持续减轻。

（4）每天睡眠时间极少，或突然的睡眠量减少；延后睡眠时间，提早起床时间，以增加体能消耗。

（5）情绪波动起伏增大，时而欣快，时而低落，拒人于千里之外；或者情绪异常低落，或脾气变坏，易激惹，变得敏感、挑剔，或冷漠麻木。

五、我们该如何预防进食障碍

防止进食障碍首先涉及包括积极的健康教育——营养学的知识，健康的审美导向。国际或者国内的 T 台上的都是瘦成精的骨感超模，很多服装品牌也都是尺码很小的，如果是胖子就会根本穿不下。杂志，海报，影视上出镜的也几乎都是瘦姑娘，大家宣扬，赞美瘦姑娘。于是，所有的姑娘都因此被媒体宣扬的审美导向引导了，觉得瘦才是美。"以瘦为美"，一方面是社会舆论施加给女性的标准，也营造出一种气氛，使得女性觉得自我无时无刻处于他人的评价当中，久而久之，她们就慢慢内化了他人的凝视，成为自我约束的力量。瘦不等于"身材好"，因为这种审美具有狭隘性。美有很多种，好身材也是，无论是丰腴的、清瘦的、高挑的、健美的……这没有一个固定的公式和模板，只要接受自己并且爱自己那就是美的。因此，除了控制减肥药的广告和销售等措施，形成健康的社会舆论以外，培养积极的自我肯定、积极的人际关系，是我们形成健康审美的关键。

其次，包括普及进食障碍的知识，增强基层医疗机构识别和转诊进食障碍的能力。很多基层医院没有成熟的进食障碍救治预案，也未开展过相关培训。基层医生对进食障碍患者的认识不足，知识欠缺，导致院内急救、及时转诊、迅速转院的能力不足，这也是进食障碍患者在基层医院未能得到救治的原因之一。因此，加强基层医生对进食障碍识别与转诊能力的培训势在必行。

当然，更重要的是增强专科医院识别、诊治进食障碍的能力。进食障碍救治难度大、易复发，专科医院应加大对此类疾病诊治的培训、再教育，成立多学科诊疗团队，综合诊治进食障碍。

在这个案例中，家庭的作用也至关重要。丽丽妈妈不知道的是，她的女儿已经长大了，她不再是嗷嗷待哺的婴儿，她有自己的想法。进食障碍好发于 16~18 岁的青少年，按照埃里克森的发展理论，这个阶段正是孩子自我同一性发展的关键期。他们需要在面临新的社会要求和社会的冲突中建立一个新的统一感或自己在别人眼中的形象。此时，我们能做的是营造安全的家庭氛围，不把自己的理想与需求强加给孩子、过度控制孩子，让他展示自己的天性，给予足够的成长空间，自然会发展出适应生存的责任感与担当。

六、如果身边有人得了进食障碍，该怎么帮助他们

当我们身边有人得了进食障碍，如果他们来寻找你的帮助，请不要对他们说你看起来很健康，因为"健康"这个词对他们来说意味着"胖"；也不要继续补充说你不胖，因为他们并不会相信。"我真的很在意别人的看法，我的快乐是别人给的。我觉得活着没有意义。"一名进食障碍患者这样说。这个时候，我们要做的是提醒他们的体重并不能决定他们的价值，提醒他们已经是很棒的人了，你对他们的爱与体重无关。

同时，帮助他避免节食，好好吃饭，只有正餐吃饱，吃够，身

体才会得到饱足，对于高热量食物的渴望也会慢慢降低；常陪伴、多关心，进食障碍很难纯粹靠一个人的力量来康复，他们需要从健康的社会关系里去得到支持。进食障碍的患者往往缺乏自信，对自己有认知偏差，可能会在治疗的过程中感到挫败、自责。他往往会承受巨大的心理负担，甚至会将自己击垮，一定要在平时多多鼓励，让她认识到自己的优秀和美丽，增加她的自信。

　　进食障碍的治疗过程是漫长且艰难的，是一个循环往复的过程。短期的不见成效、病情的反复都不意味着之前的努力是徒劳的。治疗是一个缓慢地、螺旋式上升的过程。让患者慢慢地去建立一套新的价值体系，然后再慢慢地放开之前的那一套对于自我的认知，逐渐接纳新的观念。当然这个过程很难，因为尽管他知道新的东西很好，但依然会对陌生的事物有天然的不信任、不熟悉的感觉。这种不安全感会让患者觉得幸福马上会消失，他一定会回到原来的痛苦中，进食障碍的生活状态虽然很糟糕，但是她很熟悉，反而会更安心。所以要转变旧认知一定是一个很漫长的过程，有很多认知体系需要被打破。甚至新的观念建立后，不代表旧的想法就不会再回来。因此，不必过分乐观，也不必过分焦虑。事实上，如果能对进食障碍有理性、客观、深入的理解，再加上一些技巧和步骤，完全可以帮助患者加快康复的速度。别忘了告诉他，在困难的时候，要记得寻求专业的支持！

作者介绍

▶ 陈燕华

华东师范大学社会工作硕士研究生

社工师、心理治疗师、心理测量师

上海市浦东新区精神卫生中心（同
济大学附属精神卫生中心）社工部兼对
外合作部主任

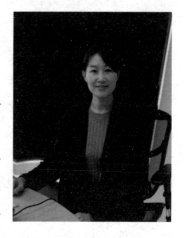

上海市浦东新区卫生健康委优秀青
年人才

上海市浦东新区精神卫生中心优秀
青年人才

上海市浦东新区家政服务行业心理顾问

从事心理临床工作、医务社会工作、大众心理健康科普10余年。

接受中德心理治疗师连续培训项目、"焦点短期"治疗课程、
中美情绪障碍儿少的父母干预培训等专业训练，并长期接受督导。

主持或参与社会工作服务项目 8 项，获得浦东新区优秀志愿服
务项目、上海市博爱申城优秀志愿服务项目。

主持或参与科研项目 10 余项，近三年发表 SCI 及核心期刊论文
9 篇。

老年人如何安全使用"睡眠药"

2021 年"第七次全国人口普查"结果公布，我国人口仍保持世界第一，而在年龄结构中提到 60 岁以上人口占了我国总人口的 18.7%（其中 65 岁以上人口 13.5%），我国的老龄化程度进一步加深。

纵观老龄化的来临，其实是与人口预期寿命持续提高、生活水平提高、医疗卫生条件改善等都有很大关系的，其中当然也与我们国家的医疗水平提高及合理用药有成效息息相关的。

而老年人群，其实是最需要医疗、用药服务的一类人群，如何帮助到这类人群，除了精确的诊疗，治疗中的"安全用药"就是作为医务工作者的最大关注点。下面谈谈老年人如何安全使用"睡眠药"。

一、什么是药物

"是药三分毒"这句老百姓口中的俗语，绝大多数人都会理解为："凡是药品，都有三分毒性"，但这样的理解其实是不准确的。

我们首先要知道什么是药物？药物简单地说就是一类化学物质，是用以预防、治疗及诊断疾病的。

药物在服用后经过肠胃被吸收至血液后，会作用于身体内的多个靶点，但是往往治疗疾病时并不是每个靶点都需要药物的作用，而对那些不需要治疗的靶点就会变成"不良反应"。药物的不良反应是药物的固有属性，可以说是无法避免的。就像世上没有十全十美的东西，药物亦是如此。但是，因为它的不完美，就对药物产生了恐惧和排斥，生病后讳疾忌医，进而耽误最佳治疗时机，将小病拖成大病，反而会得不偿失。其实，只要在专业的指导下，药物用得对、用的及时、用的安全，它就是我们人类战胜疾病的"强劲武器"。

二、老年人用药的宗旨是什么

自然的老化过程不可避免，疾病也会随之而来，除了一些手术、物理治疗方法外，药物治疗可谓是大部分疾病都会采用的治疗方法。那么，老年人在药物治疗时就必须权衡利弊，遵守"受益"原则，以确保用药对老年人有利。就家庭和个人而言，我们所期望的老年人用药后带来的利益大致是以下 3 点：

（1）尽量减少住院次数（能在家中解决，就尽可能不住医院）；

（2）促进健康的老化过程（延缓老年体力、智力的衰退，增强行动能力和整体活力，促进心理健康等）；

（3）减少医疗所带来的消费（有形消费包括药物、医疗器械、卫生材料；无形消费包括了检查、公共交通、护理，等等）。

三、老年人的失眠诊断及用药原则

失眠是最常见的睡眠问题之一，在老年人中相当常见，也是抑郁发生及加重的高危因素。对求医者而言，失眠是指尽管有合适的睡眠机会和睡眠环境，依然对睡眠的时间和（或）质量感到不满足，并且影响日间社会功能的一种主观体验。当然，医生一定是有一整套标准的诊疗规范去评估这种主观体验是否达到疾病的诊断，也会帮助求医者找到失眠发生的原因以及去排除一些其他疾病的可能，同时对于不同因素引起的失眠也有不同的治疗方法。其实，老年失眠患者首选仍是非药物治疗，如睡眠卫生教育，尤其强调进行失眠认知行为治疗。但对于上述手段疗效欠佳的老年人，药物治疗应作为失眠管理的重要手段。

那么，我们先来看看这些"睡眠药"将会给老年人带来哪些好处？

首先，最直接的它可以帮助改善睡眠质量，增加睡眠时间。其次，一旦夜间睡的好了，日间的社会功能受影响就小了，提高了老年人生活的质量。此外，如果有些老年人只是因某些生活突发因素而发生的短期失眠，暂时性在医生技巧指导下使用一段时间"睡眠药"，可以防止转化成慢性的失眠。最后，其实长期失眠会给机体带来更多损伤，所谓五脏得不到很好的休息，其他疾病也会接踵而来。如果及时服用"睡眠药"势必减少其他疾病的风险。

目前用于治疗失眠的药物有几大类，包括苯二氮䓬类受体激动剂、褪黑素受体激动剂、食欲素受体拮抗剂及具有催眠效果的抗抑郁药等。在选择这些药物的时候医生会综合考虑症状的针对性、过往的用药反应、老年人的一般身体情况、与当前用药的相互作用等等。无论选择哪一类药物，它们都有一些共同的特性：都是处方药，那么就意味着"睡眠药"是需要医生开具处方，而不能随意自行购买的；服用药物都是需要严格遵循医生的医嘱的，而并非单单看说明书自行服用数量及剂量的。"睡眠药"之所以都会有以上的特性是因为它们的使用中可能有注意力降低而导致思维不能集中、嗜睡、步态不稳等一些不良反应的发生。当然每个人的身体情况和疾病特征都不同，即使在使用同一种药物时，治疗效果不同，不良反应的严重程度也不同，并不是所有人都会出现不良反应，也不是所有的不良反应都会表现出来。

其实在使用药物时，很多是因为不正确的观点或不当的用法才导致老年人所谓的不良反应的出现。

四、服用"睡眠药"的误区

在集合了门诊中很多老年患者的疑问，我们可以看看都存在哪些错误的观点。

误区 1. 服用"睡眠药"就会依赖、成瘾。长此以往，就如同服用毒品

事实是，过去的老药（苯二氮□类的镇静催眠药）长期服用不当的情况下，确有可能产生药物依赖、成瘾，但并非就因此认为吃安眠药就会成瘾依赖。我们的解决方法是首先可以使用新型药物（非苯二氮□类的镇静催眠药），它起效快，作用时间短，依赖性也较低，安全性大大提高。其次，老年人真正失眠的病因是否一直没解决？如因焦虑、抑郁所致的失眠，应该规范治疗、控制原发疾病而不是死磕着睡眠这个问题。第三，可能是自行改动了药物的服法或剂量，进而导致疗效欠佳、药物耐受等问题。

误区 2. 身边亲友推荐的"睡眠药"，要不要试

事实是，导致失眠的因素有很多，是单纯性的还是心理因素或疾病影响，每个人有所不同。即使亲友间失眠的表现大致相同，老年人自身还因多种疾病在服用其他药物，其他药物的相互影响又有所不同。并且每个人的敏感性也不同，药物的剂量更受性别、体重、年龄等差异的影响。因此应该接受专业医生的评估、诊断，可以将亲友的经验告知医生再共同探讨选择药物，而不是"以身试药"。

误区 3. 服用"睡眠药"了，茶、酒还能不能喝

事实是，中国是个礼仪大国，茶酒文化源远流长。亲朋宴会、好友相聚多少是需要喝一点的。那么如何应对？首先要说明的是茶、酒的确或多或少影响"睡眠药"，也有很多说明书上明确写了勿饮酒的注意事项。但是通常睡眠药根据需求是在晚间服用的，因此我们尽可能白天喝茶，到了傍晚、晚上就不要喝了，或者可以喝得越来越淡。至于喝酒，医生都会牢牢遵循一点"喝酒不吃药，吃药不喝酒"（指当天晚上），因为这样的确是有安全风险的。

误区 4. 中成药、保健品用着是否更加安全

事实是，以上药物容易购买，尤其是保健品（很多其实仍是有药物成分的），似乎说明相对安全。但是如果老年人同时在服用多个中成药，比如枣仁胶囊和安神补脑液这两类药效相似就重复了，完全没必要；又比如甜梦口服液和很多老年人在综合医院使用的疏风定痛丸都含有马钱子，是否存在一定风险？还有著名的保健品脑白金其实其中就含有褪黑素（药物）的作用成分。因此决定使用前就必须做到心中有底。

误区 5. 长期服用"睡眠药"，会得老年痴呆

事实是，至今并没有明确的证据表明这类药物会造成老年痴呆，二者无直接的因果关联。但不排除的是本身有老年痴呆的人，失眠可能是其发病的前期表现之一，这也是为什么需要医生做鉴别诊断疾病。

误区 6. 服"睡眠药"要不时换药、增减药量

事实是，这样做很危险。用药期间如果出现晨起宿醉感（就像喝醉了、容易发生跌倒风险），应及时咨询医生，看是否应坚持服用，还是进行换药。如果是因较长时间用药后感觉疗效减低了，应让专业医生判断是否为药物耐受，或是病情有变。

以上的错误观点纠正后，让我们看看老年人用药建议有哪些？而"睡眠药"的正确用法又有哪些？

五、老年人用药"四要点""三注意"

1."四要点"

（1）用药少：老年人生理功能降低、抵抗力下降，多药并用易引起不良反应。用药时尽量减少用药种类，尤其是睡眠药更没必要同时使用几种。

（2）剂量小：老年人因脏器功能减退，对药物的代谢能力下降，血药浓度往往容易偏高，用药剂量要适当减少，可以是年轻人的 $1/2 \sim 2/3$。

（3）遵医嘱：老年人可能因为记性差或者视力差看不清药品说明书，而影响用药的依从性。因此拿到药后应向医生询问清楚用药的剂量、时间、疗程、注意事项等并记录下来。

（4）防反应：老年人的肝肾功能有所减退，药物不良反应发生率会相应增高。因此，用药过程中需特别注意身体的各种不适症状，如有需要及时到医院就诊。

2. "三注意"

（1）多重用药：由于老年人的疾病种类多、症状长期存在，而且很多人认为所有的症状都需要药物治疗，所以同时使用多种药物或使用超过实际需要用药的情况在老年人中普遍存在。但事实上，这种情况不仅会增加药物不良反应的风险，还可能给老年人的身体造成更大损害。

（2）未足量使用药物：在预防或治疗疾病中，没有使用足量药物的问题也较显著，未足量使用药物可导致老年人机体功能受损，严重者甚至导致死亡。

（3）不按医嘱服药：40%～80%的老年患者存在此类问题。帮助老年患者建立正确的服药观念，减少用药数量和服药次数，有助于提高用药依从性。

六、"睡眠药"的正确用法

1. 给药方法

通常药物的服用方法都是有规律的（就像抗高血压药、降糖药等），可能是每天一次或数次。"睡眠药"一般都是每晚睡前服用一次，这样的方式称为连续服药。但是和其他药物有所不同的是，"苯二氮䓬类受体激动剂"这类睡眠药如果使用在慢性失眠的老年人身上，从安全角度并非需要每晚服用，我们可以每周选择数晚服用，而这种方法称之为间歇服药。频率可以是每周 3~5 次。同时，这类药物还可根据老年人的睡眠需求，"按需"服药。"按需"服药具体有以下四种：第一种，预计今晚入睡会有困难时（比如当日发生了某些事情导致了情绪的变化），在上床睡觉前 5~10 分钟服用药物。第二种，先尝试不服用药物正常上床，不做与睡觉无关的事情后 30 分钟仍不能入睡时，就立即服用药物。第三种，当晚上正常睡着后夜间醒来再无法入睡的时候，并且当下时间距离起床时间大于 5 小时的，可以服用药物（短效药物）。第四种，根据第二天白天活动的需求（比如有重要的事情出门等），可以在睡前服用。

具有镇静作用的抗抑郁药和褪黑素受体激动剂可在睡前服用。但是这里需要强调的是，因为药理性质的不同，抗抑郁药一般不可采用"间歇服药"或"按需服药"的方式。

2. 用药疗程

"睡眠药"出于安全性考虑，仍建议老年人尽可能短期使用，一般连续服用最好不要超过 4 周。如果已经连续用药超过 4 周，一定要及时就诊让医生重新评估目前的睡眠情况，必要时是可以变更方案的，同时医生也会根据老年人睡眠的改善情况适时的采用间歇治疗的。

3. 换药条件

医生给予变更治疗方案时，一般是不建议老年人轻易换药的。但当出现以下几种情况时医生就会选择更换其他药物：第一种，在老年人群中的推荐剂量使用无效时；第二种，老年人对某种药物产生了耐受性（身体不适应，且无法好转）；第三种，老年人对某种药物有严重的不良反应；第四种，使用的睡眠药与老年人在用的其他疾病药物有相互作用；第五种，使用的睡眠药已经超过六个月了；第六种，有成瘾史的老年患者。

4. 终止治疗

与其他疾病治疗不同，在失眠的治疗中，当老年人感觉可以自我控制睡眠时，就可以考虑逐渐停药了。尤其是老年人的失眠是与其他疾病（如抑郁等）或生活事件有关的，当其他的病因去除后，就应该考虑停用这类药物。但是特别需要注意的是，在长期接受药物连续治疗后，老年人一定要避免突然的停用。正确的做法是在医生或药剂师的指导下，缓慢地减药至停用。因为长期用药后身体内就会有相对稳定的药物浓度，突然的停药会打破这种稳定，从而出现失眠反弹或其他的不适。减药的方法也可以是减少用量，或是减少服用次数（类同间歇用药法）。

以上的内容可能提及的都是老年人自己应对疾病时的用药方法。然而，在失眠这类疾病的治疗过程中，在老年人群中，我们更希望有家庭的帮助，有亲属的参与。对于虽不能时刻关心的家属又可以有哪些方面帮助到老年人用药呢？建议有以下几点：

（1）按时门诊随访

鼓励老年患者按时到门诊随访，知晓自己健康状况，一旦出现药物治疗相关的不良事件，及时就诊。有条件的可设立老年人的用药记录本，以记录用药使用情况及不良反应或事件。

（2）家属要协助老年人提高用药依从性

老年人由于记忆力减退，容易漏服、多服、误服药物，以致难以获得疗效或加重病情。家属必须定时检查老年患者用药情况，做到按时、按规定剂量服药。

（3）教育老年人及其家属避免随意自我治疗

不宜凭自己经验随便联合用药，包括处方药、非处方药、中草药和各类保健品。不轻信民间"偏方""秘方"。

对于治疗，医生更关注的问题是：老年人最常见的睡眠抱怨是睡眠时间（睡觉时间和起床时间）、入睡时间差、睡眠时间差、夜间频繁醒来、入睡后醒来时间延长、比你想要的时间早、睡眠质量或醒来时缺乏休息？症状是否每周出现超过 3 次？这样的状况有多长时间（短期/急性失眠<3 个月，慢性失眠≥3 个月）？如果是急性失眠，是否有触发因素（财务问题、健康担忧、关系问题、亲人死亡、情境焦虑、住院、长时间卧床休息、非利尿剂夜尿、缺乏运动、环境噪声或光线等）。因此，老年患者及家属就医时，需详细说明患者的情况，包括疾病史、用药史、个人习惯、家庭支持等。

专业的医生在综合评估后给予"个性化"的方案，会为老年人尽可能简化，如行为治疗。如果不得不使用药物，也会是包括减少药量、减少服用次数、减少合并药物等的"减法原则"。

治疗老年人的失眠症并非单单药物治疗，其他还包括心理治疗、中医治疗、物理治疗都是临床长期实践有效的。对于老年人可能是多管齐下的方法，选择以上一种或多种，同时心理上的疏导可能效果更好。

请聆听药师耐心地用药宣教，包括用药目的及方法、可能会产生的不适、用药的小技巧（如吞咽困难如何解决）等。

关于"睡眠卫生"的几个方法：

（1）每晚尽可能在固定的时间就寝；

（2）确保卧室环境足够安静、黑暗、放松、温度适宜；

（3）将电子设备（如电视、电脑、智能手机）从睡眠区域移除；

（4）睡前避免大量进食、摄入咖啡因、喝酒；

（5）避免吸烟；

（6）白天保持一定的运动量；

（7）睡前避免进行高强度锻炼。

作者介绍

▶ 葛艳

复旦大学药学院毕业

主管药师、审方药师、执业药师

上海市浦东新区精神卫生中心（同济大学附属精神卫生中心）临床药师

上海市医学会临床药学专科分会精神药物学组成员

2017 年度上海市医院协会临床药师培训优秀学员

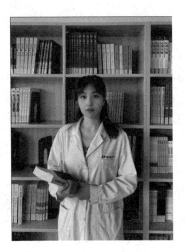

2018 年度上海市浦东新区优秀药师。

主攻精神科临床药学，擅长精神科药物科普工作。

承担及参与院级以上科研项目三项，发表论文数篇。以第一作者撰写《精神专科医院药学门诊基于 PDCA 管理模式的应用与效果》获第 11 届上海市医院管理学术大会三等奖。

参与 2020 上海医院协会精神卫生中心管理专业委员会"乐在欣中"抑郁焦虑解析大赛获优秀奖。

▶ 孙喜蓉

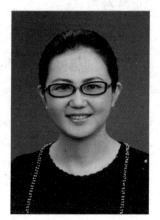

主任医师、教授、国家二级心理咨询师

上海市浦东新区精神卫生中心(同济大学附属精神卫生中心)业务院长、党总支委员,浦东新区优秀学科带头人

上海市浦东新区医学会精神医学专委会主任委员

上海市中西医结合学会精神疾病专委会副主任委员

上海市医师协会精神科医师分会副会长

上海市中医药学会脑病分会常务委员

上海市心理卫生学会第六届理事会理事

西部精神医学协会物理诊疗专委会副主任委员

中国中医药研究促进会精神卫生分会常务委员

中国女医师协会心身医学与临床心理学专委会委员

中国医师协会精神科医师分会物理治疗工委会委员

上海市医学会精神医学专科分会委员

上海市医学会行为医学专科分会委员

上海市女医师协会医学科普专委会委员

上海市医院协会精神卫生中心管理专委会委员

从事精神科二十余年,擅长精神科常见疾病的诊治,尤其在抑郁障碍、双相情感障碍等的诊治及 rTMS 治疗有很独特的见解。承担局级以上科研项目十余项,先后在国内外核心期刊上发表论文四十余篇,主编或参编《临床药物治疗学》等 8 部,专利 8 项。

老年人如何应对焦虑

很多老年人经常会为了一些生活小事提心吊胆、紧张恐惧；会怀疑自己得了某种疾病，惶惶不可终日；会因为晚辈的几句话就耿耿于怀，郁闷终日；会对自己的生活环境抱怨连连，满腹牢骚……

首先很多老年人也容易将焦虑和担忧混为一谈，尽管两者之间存在差异。比如说，有人认为担忧就意味着焦虑，但事实并非如此。焦虑的强度更大，比起担忧，它会用另一种方式干扰人们的正常生活。

焦虑和担忧的差异，这些是该知道的！

焦虑症是一种常见的疾病，了解焦虑症可以有助于应对它。了解焦虑和担忧之间的区别可以帮助人们发现问题。这样就会知道自己的感受是正常的，还是过度了。

一、什么是担忧

当沉迷于消极思想时，就会产生担忧。此时可能会专注于不确定的结果或思考在某种情况下可能出现的问题。有时，这种令人担忧的想法会让人不断去重复或强迫去思考。担忧是一件好事，即使它让人感到不舒服，但它可以让人冷静下来，从而继续去解决问题或采取行动。

二、什么是焦虑

　　焦虑通常是过度担忧和压力的产物，指对尚未发生且可能根本不会发生的威胁做出反应。即使没有证据，也会告诉自己有些事情不对劲，或者会发生不好的事情。当焦虑发生时，肾上腺素开始激增，血压升高。即使没有威胁，身体也会进入战斗或逃跑状态。这是一种使人衰弱的疾病。有时患者也不知道为什么，他们觉得有些不对劲，必须做点什么，但他们不知道是什么。在这些情况下，这个人不知道哪里出现了问题，也不知道怎么着手解决问题。

　　患有焦虑症的人会遇到的其他问题，包括：沉迷于过去的细节，为尚未发生且可能根本不会发生的事情而烦恼；当短信和电话无人接听时会感到不知所措；即使没有做错任何事也要道歉，无法入睡，因为在脑海中不断重演消极想法。

　　焦虑的症状：无法解释的激动，恐慌、恐惧或厄运的感觉；头晕，心悸，肌肉紧张，恶心，感到麻木和刺痛，呼吸急促，胸闷，口干等。

　　如果这些情绪持续超过一周没有缓解，就有可能得了老年焦虑症。

　　所谓的老年焦虑症，通俗来说就是一种对晚年生活缺乏自信心和安全感。具体表现为失眠、坐卧不安、心神不宁、爱发脾气等症状的心理疾病。更易发生躯体疾病如脑卒中、心脏病等。急性焦虑发作时，会突然出现大汗淋漓、心慌、气急、呼吸急促伴紧张、恐惧，经常会误以为心脏病发作而打 120 求助或去综合性医院急诊，但往往检查结果与"症状"的严重程度不相符合。患了焦虑症的老年人不会说"我很紧张，很担心"，而是会用"我感到很难受，身体不舒服"等来表达焦虑情绪。

焦虑症正在严重影响老年人的生活质量，限制老年人的日常活动，降低老年人的主观幸福感。

很多子女不理解，为什么平时热情开朗、善解人意的爸爸妈妈的会患上老年焦虑症呢？

其实，老年焦虑症是由多种因素叠加诱导引起的。

首先，人到老年，生理和心理状况发生变化，性格逐渐向以自我为中心、顽固、多愁善感及孤独等方面发展，性格的改变可能诱发老年焦虑症。

其次，人老了，某些急、慢性病痛也渐跟随而至，容易出现焦虑、紧张和恐惧心理。通常情况下，老年焦虑往往与躯体疾病并存，二者之间又互为因果，形成恶性循环，使躯体症状表现得更加突出，因而往往忽略了"焦虑"的存在。

还有一些家庭因素，如经济财产问题、尊老爱幼问题、健康问题、邻里关系及突发事件等，如果处理不当，容易让老年人陷入焦虑泥潭中。

甚至一些社会环境因素，如退休后的失落感、对践踏社会道德的不满等也是老年焦虑症的诱因之一。

三、老年人生活中如何应对焦虑

1. 放松身体

当人焦虑时，通常会表现出一系列身体症状。这时，通过放松身体能抑制焦虑对身体的影响。可采用以下方法放松身体。一是渐进式肌肉放松：需要连续收缩和放松 16 组肌肉群。二是改善你的呼吸技术，放弃浅的胸腔呼吸，改为腹式呼吸和镇定呼吸。此外练习瑜伽也能放松身体。

2．放松精神

一是引导式内观，它是通过使用心理意象改变行为方式、感知方式和生理状态的方法。练习时，可以闭上眼，想象自己身处某个让人心情平静的情境。但要注意避免内观后睡着。二是冥想。

3．思考问题从现实出发

不同的思维方式使每个人对事物的感受不同。思考问题从现实出发就要我们重新梳理自己的思维方式。生活中，最易导致焦虑的思维方式是灾难化思维。我们可以通过质疑三部曲，用三个步骤实现。第一步：识别扭曲思维；这时，我们得把担忧的问题转换成肯定陈述。比如把如果得了重病怎么办？换成我认为已经得了重病。第二步：质疑扭曲观点的正确性；试着问自己这样的问题，担忧的事发生的可能性有多高？这种情况发生的频率高吗？如果最糟糕的情况发生了，就真的无法应对了吗？第三步，用符合现实的想法取代扭曲的观点；这要求我们从实际出发，客观地评估现实情况，从而让自己慢慢接受现实，走出焦虑。除了灾难化思维，还有七种扭曲的思维方式。

（1）过滤：即只关注负面信息。比如别人和你聊天讲了一段话，你只关注了最糟糕的部分，好的部分没有听。应对方法：迫使自己去关注事物积极的一面。

（2）极化思维：即认为事物非黑即白，非好即坏。

（3）过渡泛化：即根据一个证据或单一事件得出一般性结论。比如坐了一次火车晕车了，就再也不坐火车了。应对方法：用数字替代描述感受的形容词。比如我损失惨重啊！改为我一共也就损失了 4000 元。两者给人的感受是不一样的。

（4）看透他人心思：即揣测别人的心思。应对方法：揣测他人心思时，提醒自己别瞎猜。生活中大量的烦恼都是自己瞎猜出来的。

（5）放大：即夸大问题的严重性。应对方法：停止使用"可怕的""我受不了""糟透了"这样的话，同时告诉自己，我能应付困难，我能处理得很好。

（6）个人化：即认为别人说的话，做的事与己有关，而且爱和别人比较，把自己的价值建立在与人的对比之上。应对方法：当认为别人的反应与己有关时，没得到合理证据前不要下结论。当与人比较时，提醒自己，每个人都有优缺点。

（7）"应该"陈述：每一个应该背后都是一个巨大的压力，即对自己和他人的行为有一套严格的规则。比如我应该是完美的人；他应该这样做。应对方法：当我们出现"应该"陈述时，需要寻找一些例外，告诉自己，经常有人不是如此，也过得很好。

4．正视恐惧

正视恐惧是克服恐惧最有效的方法。如何正视恐惧，可采用暴露疗法。它是指为了让治疗者正视某个恐惧，从而设置一系列活动，把治疗者逐渐带入恐惧情境中，直到他不再恐惧.

暴露的过程分为两个阶段：应对暴露和完全暴露，在应对暴露阶段，当事人需要通过辅助手段进行暴露治疗，辅助手段包括陪同治疗的人练习腹式呼吸，等等。第二阶段是完全暴露，这时，当事人要直接进入恐惧情境，不依靠辅助手段进行治疗。它是为了让治疗者完全控制恐惧情境，比如克服电梯恐惧症，应对暴露阶段，可以找人陪同乘电梯。首先，和陪同者乘电梯上下一层楼，然后上下两层楼，以此类推。完全暴露阶段治疗者没有陪同者在身边，需要自己乘电梯，从上下一层开始逐渐增加层数，直到完全克服恐惧。

5. 经常运动

经常运动对身体有诸多益处，寻找适合自己的项目，并坚持体育锻炼是一种帮助缓解焦虑的好方法。比如心肺功能、皮肤、睡眠、神经递质地分泌都跟运动有关。运动的方式很多，老年人可以选择慢跑、游泳、骑自行车、健步走等。总之无论哪项运动，让身体动起来是一件很重要的事。

6. 呵护自己

所谓呵护自己，就是要在日常生活中拥有充足的睡眠、娱乐和空闲时间。呵护自己，可以通过安排空闲来实现。空闲时间指放下手头事务让自己休息和恢复精力的时间。它分为三类：休息时间、消遣时间和关系时间。它们对养成无焦虑生活很关键。休息时间，即暂停一切活动让自己安静存在的时间，比如躺着听音乐、冥想。消遣时间，指参与能补充能量，重塑自身的活动时间，比如钓鱼、远足、烘焙面包。关系时间，指把个人的目标和责任放一边，安心享受与人的相处时光。这里的"人"包括伴侣、子女、朋友、宠物等。

科学的空闲时间的理想数量是：每天 1 小时，每周一天。

此外，呵护自己还可以采用以下方法：晚上睡好觉。白天小憩，午睡 15 分钟。阅读陶冶心灵的书籍。花时间获得感官享受，如泡热水澡、做按摩，播放自己喜欢的音乐，买礼物给自己，逛公园、买花给自己等。改变饮食习惯：减少摄入咖啡因，尼古丁，兴奋剂类药物。

7. 简化生活

如果想要减少焦虑，可以选择简化生活。①缩小居住空间（它能减少物品的堆积及减少打扫和维护的时间）②清理不需要的东西，断舍离。③从事自己喜欢的职业。④缩短上下班的路程（交通高峰期车流增加人的压力感，所以，这个方法是简化生活最重要的改变之一）。⑤减少对着屏幕的时间。⑥亲近自然。

8. 停止忧虑

当你忧虑时，可以采用以下两个方法，一是转移注意力：包括让身体动起来，做运动或家务，找人聊天，做深度放松练习20分钟，听动听的音乐。体验令人愉悦的事，如看有趣的电影，品尝美食。展现创造力，如绘画、弹琴、制作手工艺术品。二是解离：它是指摆脱无用思想的纠缠，并且停止与无用思想融合的过程。在与思想解离时，我们将认清这些思想只是脑中的一系列词语和想象。

解离分为两步：第一步觉察自己当下的想法。此时，我们可以对自己说："此刻我心里要说什么""此刻我的看法是什么"；第二步，认清想法后，问自己这些想法是否有用，是否能帮到自己。举例：我觉得自己老了，很难过。这是此刻的想法。那么我得问自己：因为老而难过有用吗？如果无用，那么难过的意义是什么呢？是否更应该停止难过，去做一些有意义的事，如通过运动改善，我能不能做一个快乐的胖子，这就是解离的过程。总之，解离就是让我们放开无用的想法，不管那些想法是真是假。

常见的解离方法有以下几种：

觉察内心想法：即注意当下的所思所想，把它写在纸上。

把想法归类：想象溪水中漂浮的树叶；想象自己坐在溪边，树叶落在水面上从身边飘过。这时，你可以把脑海中的想法放在树叶上，让它顺水漂走。

9. 即刻应对

如何应对当前的焦虑，三种方法：①应对策略：包括之前提到的放松身体、放松精神的方法，正视恐惧的方法和转移注意力的方法等。②应对陈述：它是指当你焦虑时，将你带离恐惧的自我对话。它让人摆脱"如果……该怎么办"的想法，从而转向更轻松、自信的想法。比如，感觉陷入困境时，对自己说"放轻松，慢慢来。"出现惊恐时，对自己说我可以应付这些症状和感觉。③肯定话语：它的目的是通过肯定的话语，帮助人们更积极自信地面对焦虑。比如，出现焦虑时，对自己说，我在学着放下忧虑。

四、如何防治老年焦虑症

1. 要有一个良好的心态

学会适应老年生活，不要老是追悔过去，埋怨自己当初这也不该，那也不该。要保持心理稳定，不可大喜大悲。俗话说"笑一笑十年少"，要心宽，不要轻易发脾气，凡事顺其自然想得开。

2. 要学会自我疏导

如果当焦虑心理来临时，正视它。不要用各种自认为合理的其他理由来掩饰它的存在。还应多与家人交流，做些力所能及的家务和手工活，不要被过分"包办"。

3. 要学会转移注意力

患"老年焦虑症"的主要原因之一是注意力集中在某一个地方，过度地担忧和焦虑。参加一些老年大学、老年俱乐部等活动，比如旅游、钓鱼、书画、跳舞、唱歌等，当注意力转移到新的事物上去时，心理上产生的新的体验可以驱逐和取代焦虑心理。

4. 健康生活，积极治疗躯体疾病

健康的生活方式也有助于防治老年焦虑症，比如充足睡眠、坚持锻炼等。某些疾病可能导致焦虑，那么积极地治疗这些疾病有利于缓解焦虑。

5. 配合药物治疗

抗焦虑药物繁多，并且存在个体差异。临床常用的品种有三环类（阿米替林等）、SSRI 类（氟西汀、帕罗西汀、舍曲林、西酞普兰等）、SNRI 类（度洛西汀、文拉法辛等）、苯二氮䓬类（劳拉西泮等）、抗焦虑药物丁螺环酮及中成药类（乌灵胶囊）等。多数抗焦虑药物具有明显的改善焦虑症状作用，但治疗需要至少连续 2 个月，部分患者根据症状改善程度需要更长时间，治疗期间不要擅自停药。

当然这些药物使用都有严格要求，根据症状不同选择也不同，因此，必须由专科医师进行规范诊疗后方可使用。

当焦虑十分严重时，一定要应及时到心理门诊就医，谨防为了面子而贻误了治疗时机。通过合理的药物治疗和恰当的心理治疗，老年焦虑症会得到明显改善，并可获得良好的预后，如果没有那么严重，可以按照上述方法来缓解焦虑情绪。当你能够做到与自己的生命和谐相处，如果你能在生活中对发生的一切东西，都能用"我允许"的态度来对待各种各样的事情的话，你的焦虑情绪就会少很多，"采菊东篱下，悠然见南山"的感觉，就会出现在你的生活当中。

作者介绍

▶ 张婷婷

上海市浦东新区精神卫生中心（同济大学附属精神卫生中心）老年精神科主治医师

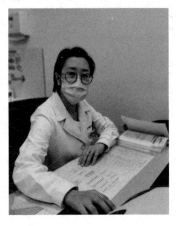

济宁医学院精神卫生系教师

全科住院医师规范化培训基地教师

从事精神和心理卫生工作十七年，擅长精神科常见疾病的诊治，尤其在阿尔茨海默病性痴呆、老年性抑郁障碍、神经症等方面具有丰富的临床经验。发表中文核心期刊和 SCI 论文多篇。

一文读懂心理咨询与心理治疗

随着心理学逐渐走入大众的生活，心理健康服务也逐渐被更多人知晓，当面对生活的压力、情绪的困扰和家人关系的矛盾时，人们会想到寻求专业的心理咨询或治疗。由于对专业的心理服务缺乏深入的了解，许多想寻求服务的人常常难以下定决心，或是害怕在咨询中谈及难过的情绪，担忧咨询师会评价或批评自己的想法，也不了解心理咨询如何产生效果，同时，有时大家也不了解到哪里能够找到专业的心理服务。希望通过本文帮助大家增进对心理咨询和心理治疗的了解。

一、我需要心理咨询或治疗吗？

虽然，抑郁症、焦虑症等心理健康的相关词汇会出现在影视作品之中，随着抖音、小红书、微信公众号等新媒体平台的兴起，越来越多人的开始看见和关注心理健康的议题，也有更多的人开始接触到心理咨询等心理服务的方式，却依然对这些默默存在了许多年的专业名词感到陌生。提及"心理咨询"或是"心理治疗"，人们首先想到的可能是抑郁症等精神障碍，认为是得了这些疾病的人才需要接受心理咨询，而接受心理咨询服务的人一定是得了精神疾病的人。这样的想法有一定的道理，却又不完全正确。要弄清这个问题，需要我们先认识什么是心理健康和心理不健康。

心理健康，又称为正常心理状态，是指心理的各个方面及活动过程处于一种良好或正常的状态。如果我们通过百度百科进行检索，会看到上面写道"心理健康的理想状态是保持性格完美、智力正常、认知正确、情感适当、意志合理、态度积极、行为恰当、适应良好的状态"。这可以说是一个"面面俱到"的高标准的理想状态。大部分人看到就只能自嘲一句"我也心理不大健康"。拿性格完美来说，几乎所有人的性格都是既有长处，也有短处，这更多取决于我们常常在社会交往情境中去判断一个人的性格特征，使其具有适应性和非适应的区别，但性格并不是品德，是无所谓好坏之分的。个性一般具有是双面性——内向的人，对情感有着深刻且细腻的体验，又往往被认为是"敏感的"，甚至被等同于"脆弱"，而这样的人在一些需要情感性投入的工作中，却有独特的优势。因此，心理健康和不健康标准中，最核心的是个人的心理冲突和痛苦感受。如果一个人具有照顾自己学习、工作等生活功能，人际生活也能满足自己的内在需求，那么，可以说这个人是相对心理健康的。

心理不健康则包含了一般性的心理问题和异常心理，两者虽然没有明确的分界线，但依然可以稍做区分。一般性的心理问题，可以说是原有的一些内在冲突，在环境因素和生活挑战的刺激作用下，产生了无法自行疏解的强烈的心理痛苦和困扰，是一般性的心理问题，那么这样的人群所接受的专业的心理服务，我们就称为心理咨询。人们常听说的如抑郁症、焦虑症、双相情感障碍、精神分裂症等精神障碍，又被称为异常心理（与"正常心理"相区别）。这些情绪困扰、情感和认知的失调，无法自行缓解，并维持了相当长的一段时间，通常需要两周甚至更长时间，或者在一段较长的时间里反复发作，除此以外，这些情感状态让个体无法维持原有的日常生活、发挥正常的学习和工作功能。在这种情况下，特别是急性期，单纯的心理咨询能发挥的作用是非常有限的，对于咨询师和来访者双方来说，都可能面临着较大的挑战。对于这些来访者来说，首先需要寻求精神科医生的帮助，由精神科的医生诊断，即判断是否符合精神障碍的诊断，是否需要接受药物和物理治疗。药物和物理治疗是通过作用于人的神经生物机制而起作用，而一个人的精神异常则是综合因素的结果，最根本的是其心理结构的异常，它既受到生物因素的影响，也受到了长期生活环境和关系的塑造。因此，精神障碍的急性期之后，需要同时进行心理治疗改善其人格结构，深化和稳定治疗的效果。拿抑郁症来说，符合治疗规范的药物、物理治疗和持续的心理治疗，才能带来最好的治疗效果。必须说明的是，无论药物治疗还是心理治疗，都需要"坚持"一段时间，与医生和心理咨询师、治疗师相互配合。在心理疗愈的过程中，不存在神奇的疗效，改变是需要个人的动力、勇气和努力的，这些治疗可能持续几个月，甚至几年，但只有这样的方式，才能最终获得较为好的康复效果。

综上，可以说一般的情感困扰、人际问题等造成的心理亚健康状态所接受的心理服务被称为心理咨询；而为被诊断为心理障碍的人群所接受的心理服务称为心理治疗，这个更多地发生在医院情境中。如同躯体健康一样，每个人或多或少都存在不那么健康的时候，或者亚健康的状态。但是，也并不是意味着有情绪困扰的人，都是心理不健康，或者是存在心理疾病的。在中国，根据《中华人民共和国精神卫生法》的规定，目前只有精神科医生具有诊断精神障碍的权力，因此，当个体的状态处于亚健康和心理障碍的中间模糊地带时，专业的心理咨询师和心理治疗师一定会建议需要先前往精神科进行初诊鉴别。反过来，在精神科或专业医院，精神科医生和心理治疗师、心理咨询师的密切合作也十分重要。

当然，也并非所有寻求心理咨询的人都有较强的心理困扰，有些来访者只是抱着改善自我生活的心情接受心理咨询，这种咨询也可以称为"发展性心理咨询"。许多来访者在一段时间的咨询之后，原先的心理困扰已经得到了极大的缓解，却依然选择继续了一段时间的心理咨询，很大程度上，原来的咨询目标已经转变为促进自己更加深刻的自我理解和发展了。此时的心理咨询也更接近"发展性心理咨询"。

二、心理咨询从哪些方面促成了人的改变

心理咨询和治疗的核心目标是通过有目的性和针对性的对话，协助来访者解决心理困扰的过程。之所以使用"协助"，而非"帮助"，是因为心理咨询和治疗并不是通过专业知识指导来访者如何解决心理困扰，或者指出来访者的问题并告知"答案"，而是在持续地支持与接纳的环境中，与来访者共同梳理、协助其探索所遇到的"困境"，是实现"助人自助"的过程。这也让许多来寻求"答案"的求助者一开始并不适应，或是产生不小的失望，没有得到所希望得到的神奇的办法。

同样是与人聊天，心理咨询和心理治疗中所发生的对话有什么不同呢？相较于普通聊天，咨询师和治疗师在 50 分钟的对话中，会表现得更"克制"和更具有"技巧性"。我们可以理解普通的聊天是"双主体"，即是两个人对等的交流，两个人都是完整的存在。而在心理咨询中，虽然咨询师和来访者也是两个主体，但是这种关

系依然是有所倾斜的，更多呈现的是来访者的主体性体验，来访者的心理体验是这种关系的核心，而咨询师只是在关键性的时刻进行一些"表达"。同时，普通的聊天更多是无目的性的，思路更为随意、更为发散、更为自由。举个例子，大家在聊天中，常常会寻求朋友的直接性的建议，在咨询中，咨询师往往会委婉地"拒绝"这样的要求，相较于给予一个清晰的答案，咨询师会倾向于帮助来访者看到在自己提出这个问题的当下，来访者更深一层的情绪与需求，如，"我感到极度的痛苦，迫切地想要缓解和终止痛苦"或"我内心真的只剩下绝望和无力，感受不到自己还有任何办法，也感受不到希望"。这正是咨询技术性，也是更尊重来访者自主意愿的方式，专业的服务者更重要的是"看见"，而非评判、建议，等等。这个时候，咨询师除了共情来访者在这一刻的痛苦，可能也需要进行一些心理教育的工作，即让来访者感受到，痛苦是让人无奈的，改变也不是"一蹴而就"的事情，我们会有方向性地往前走，无论多么痛苦，主要有一个人能看见其中的痛苦，就可以让一条路变得有了那么一点希望。

那么，心理咨询和治疗，究竟是如何促进来访者真正意义上的改变呢？

首先，在治疗性的环境中，来访者面对咨询师和治疗师的讲述中，讲述自己的困扰，也许这些困扰在他或她的心中，是混乱的、模糊的、强烈的，但是在转化成语言或者非语言的表达的过程中，来访者自己也在进行感受、整理和梳理。咨询师共情、接纳和支持的态度，也让他们可能是第一次在一个安全的环境中真正地实现自我接纳和理解。倾听、询问、共情、支持和澄清是咨询师在这个阶段主要使用的技术，来访者可能很快能感受到，这个和以往催促他去改变的声音，已经有了很大的不同。有时候，来访者带来的问题和内心冲突可能是面对身边的人难以启齿的，让自己感到内疚和羞愧的。若是面前的人是抱着耐心的、不评价的目光和态度，来访者就能逐渐打开心扉。这个过程不仅能够让咨询师和治疗师看到内心的"结"，内在的冲突在哪里，也能够让来访者正视那些，自我曾经不敢接纳的情感和内心的一部分。若是个体的人格结构比较稳定，功能较好，他们在这样的梳理过程中，就能看清自己的内心，肯定自己本身已经拥有的力量，已经存在于内心的方向与答案会自然浮现出来，可能短程和中程的心理服务就能带来痛苦的缓解和行为的改变。

其次，前文已经提到，咨询师和治疗师提供了一个无条件接纳的咨询环境，他们成了来访者生活中的一个"特别"的对象，这种关系带来安全感，让来访者从内心的激烈冲突中稍稍安定下来。来访者和咨询师的关系是心理咨询效果的最关键的影响因素。熟知一些心理学理论，如精神分析或家庭治疗的人，可能都知道重要的人际关系（家庭关系是关键性的，但不是唯一的重要关系）在一个人的人格养成过程中的重要作用。当我们不断地提及原生家庭时，便是在提出重要的人际关系极大地影响了个人的情感反应方式。当然，我们要避免将责任单纯地推到某一方身上，而应该看到这是一种互动的结果。但不可否认的是，处于儿童阶段的孩子们还不具备成熟的心理功能，更多地受到环境的影响。儿童时期父母是不是关爱和接纳自己、观察和学习到的父母如何处理负面情绪，一定程度上形塑了个体应对生活事件的反应，以及对其他人的认知和看法。咨询师和治疗师的存在，就是在原来的不良的人际关系模式中，打下一个改变的"楔子"，让来访者形成一种新的人际体验。精神分析家梅兰妮·克莱茵在描述母婴关系中，曾使用过"心位"这一概念，用以形容婴儿所处的心理功能的状态。她将婴儿早期划分为"偏执－分裂心位"阶段和"抑郁心位"阶段。婴儿在刚出生不久的时期，是完全基于自己的需求和感受来判断外部客体的，对于他们来说，如果想喝奶时就能喝到，那么妈妈就是好妈妈，如果需求得不到满足，就会陷入极度的痛苦，这时的妈妈就是坏妈妈，妈妈也可以观察到他们表现为大哭大闹，甚至在妈妈去抱她的时候，表现得愤怒和抗拒。处于"偏执－分裂心位"的孩子，对于妈妈的感受是在这两个极端之间摇摆，一下非常好，一下非常糟糕，情绪也是相对比较极端的。但是随着他们发现即使攻击和恨"坏妈妈"，妈妈能够接纳她的难过、安抚她的情绪，她的心理功能就能向前发展，就能发展出部分整合的能力。她开始意识到"好"是妈妈的一部分，"坏"也是妈妈的一部分，原先分裂和激烈的情绪就变得不再那么极端，痛苦的程度降低，忍耐痛苦的能力也得到提高。这种互动不只是发生在和妈妈的关系中，可能也会发生在和爸爸、老师、朋友等等重要的关系中，原先的对他人的看法、反应倾向和情绪反应模式可能会得到修正或者固化。固化的模式，就容易带来一些冲突或者困扰。咨询师则与以往的关系不同，他们接纳来访者的情绪，并且不会轻易地用攻击等负面的方式返回，而是站在客观中立的位置，从来访者的攻击中"存活"下来，并且引导来访者发现当下发生了什么。来访者既意识到自己的愤怒是源于过往未被满足的需求，也能从这种情绪中逐渐平静下来，意识到世界上存在不一样的关系，从而带着一丝反思回到了原本的生活之中。

第三，来访者会意识到原先的心理模式在当下的生活环境中具有不适应的一面。当一种心理机制被判断为失衡或者不适应的，有些求助者常常认为这说明自己是不好的，这是自己的缺陷。往往容易被人们忽视的是，正如前文所描述的那样，所有的模式并不是天生的，而是在原先的生活中逐渐形成的。对于一些功能不良的家庭来说，孩子在心理发展还不够充分时，他们能够感知到的生活是充满挑战的或存在许多创伤的，他们只能努力去适应不良的环境，如今看起来不良的反应模式，反而恰恰在当时的环境中是具有适应性的，是让他们得以"存活"下来的可贵的自我努力。只是随着时间的推移和环境的改变，个人同时也在成长与发展，再戴着原有的"眼镜"去看待更大的世界就会产生"失真"。戴着失真的"眼镜"，会使得我们与真实的世界之间距离变远了，行为反应也显得有些不那么恰当和契合环境，可以说，原有的模式就不再具"适应性"，甚至带来了阻碍和限制。因此，当咨询师和治疗师更多站在中立的位置上，在咨询和治疗的互动过程中，就会显现出这种内在的模式与当下生活的不匹配，及其所引发的失调的情绪反应。但这并不意味着咨询师和治疗师会强制来访者做出改变，这个选择权和决定权依然还存在于来访者的手中。当来访者认识到这种潜在的"自我限制"，理解了它发生与发展的过程，不论是接纳原先的行为模式，并与之共存，或者寻求改变，原有的内在冲突都能够得到适当的缓解，情绪也会随之平缓下来。

最后，还会有一些其他的心理服务形式，如家庭治疗或是团体治疗，这些都是行之有效的心理健康的治疗形式。家庭治疗更加侧重在对家庭的关系互动进行"扰动"，促进家庭成员意识到自己当下的"困难局面"中所处的位置，已经能够做到的事情。同样，家庭治疗师绝对不认为是某一方"一手造成"如今的困境，应该承担所有的责任。许多家庭成员正是担忧自己会被指责、批评而抗拒接受家庭治疗，更多是源于对家庭治疗的不了解。团体治疗更多是个体在一种多元的关系环境中，在互相分享、支持和帮助的环境中，逐渐成长起来，是一种更广泛意义上的"来访者自助"这样的形式也更加适用于一群具有共同"特征"或"困扰"的求助者，如在大学生群体中可以有人际交往、恋爱关系等心理团体，在医生团体中也有巴林特小组，或者国外的戒酒者组成的心理团体，等等。

三、如何准备和寻求专业的心理服务

当我们产生了想要寻求心理咨询和心理治疗帮助的念头时，需要做些什么准备呢？最重要的第一步，可能是心理层面的准备，即，"我认真考虑了，我想要去做一些改变了"，愿意为实现这样的改变进行思考的投入、时间的投入和金钱的投入。此外，要准备真诚和开放的态度，在咨询和治疗的前期或整个咨询过程中，咨询师和治疗师为了更加了解来访者，都会需要收集一些相关信息，可能涉及成长的过程、原生家庭、学校的生活环境，成年人可能还会涉及恋爱、婚姻的相关经历。如果有这样一个心理准备，那么，也能够让咨询师更多地了解自己，从而为咨询打下一个较好的信任和理解的基础。

俗话说"谈钱伤感情"，但在心理服务的获取过程中，这却是一个非常重要的话题，是求助前准备的一个重要部分。有些人会提出为什么心理咨询要收取费用，这除了咨询本身是一种专业工作，咨询师需要为自己的专业努力获取相应的报酬；另一个重要的方面，付费也具有"促进动力"的作用，考虑到支付了费用，也更愿意努力、认真地面对这件事情。这可以说是心理方面的准备，是"我准备好，要认真地去面对和处理这个问题了"。心理咨询和心理治疗资金的准备，不是说要准备数额多少的一笔钱，而是有一个较为长期的资金方面的规划，绝大多数咨询都不是一两次都结束的，这就意味着在一段时间内，基本每个星期都要支付这笔费用。甚至我们也非常鼓励来访者"量入为出"，不要盲目选择超出自己经济能力太多的心理服务，盲目追求寻找专家。找一个从长远看自己能接受的价格范围的咨询师很重要，不能抱着把钱都用在某个所谓"专家"的一两次咨询中，对于几乎所有的来访者来说，最优秀专家也并不能单单靠一两次的咨询就能"治愈"一个存在已久的问题。对于存在经济困难的求助者，有一些咨询师会在自己"有余力"的情况下提供一些低价咨询的机会，同时，一些能够提供心理咨询服务的医疗机构，价格也会相对较低。未来医疗保险的发展也可能会使这个问题得到更好的解决。

此外，时间也是需要考虑的重点，一次咨询和治疗的时间通常是 50 分钟，家庭治疗通常是 90 分钟（精神分析中的拉康派可能有所不同）。大多数咨询是每周进行一次，精神分析流派可能会要求一周接受三次及以上的分析。这些都是来访者需要投入的时间，若是进行面对面的咨询，那么要考虑往返交通带来的时间消耗，这些都是要提前有一些准备和规划的。如果是进行网络咨询，那么，准备一个具备网络条件、安全的、私密的空间就很重要，因为，这些都涉及咨询中的感受，能不能保持良好的工作状态和让自己放松下来，能够充分沉浸在咨询中。

选择咨询师是一个综合的考虑，最关键的是对咨询师和治疗师胜任力的考察。对一个对专业的心理治疗理论不太了解的求助者来说，这可能是一个难题。可以从以下几个方面进行考量。首先是需要咨询师或治疗师接受了系统的专业教育或培训，如心理学专业学历教育，本科、研究生是心理学相关的专业；对于一些不是心理学专业出身的专人员，需要接受了长程的系统的咨询的培训，执业能力一定是以扎实的专业学习为基础的。其次，我们可以参考咨询师的执业经验，若是他们的执业经验在 600~800 小时以上，即是脱离新手期的咨询师了，当然，经验约丰富的咨询师，价格相对也高一些。最后，要考察咨询师和治疗师是否定期接受专业的督导，特别是选择处于新手期、价格较低的咨询师，这一点就更为重要，督导是专业持续性的一个重要保证，当咨询师有一个专业的指导在"背后"跟随着你们的咨询过程，来访者所得到的服务质量往往更有保证，即使在工作中遇到了"问题"（这常常是不可避免的），咨询师也能够通过接受督导，及时进行修正和调整。此外，就是前文已经提及的价格和时间的考量——要在自己能承受的范围内。坚持一段时间的咨询比只看两次"专家"更有效果的；同样，交通也是如此，如果抱着就一两次的想法，那么会觉得跑很远没有关系，甚至坐飞机、高铁去别的城市都可以；若是考虑它是一件持续的事情，选择就大大不同，即 12 次左右的短程治疗，每周一次，也需要持续3 个月，交通往返的资金和时间自己是否能够承受是应该认真考虑的。当然，网络面询的出现已经带来了极大的便利，如果可以，还是非常推荐大家接受面对面的咨询，效果要比网络上面对面要好一些。

作者介绍

▶ 冯莹

哲学心理学博士，UCLA 访问学者

上海市浦东新区精神卫生中心（同济大学附属精神卫生中心）

公共精神卫生科心理咨询师

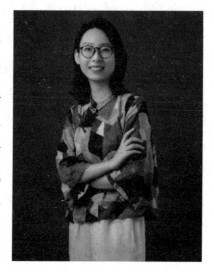

参加 500+小时的心理咨询实践经验，擅长精神动力学和家庭治疗理念的整合，从个体—家庭—社会的综合视角进行专业的工作。在系统的专业成长中，学到的最有价值的事情是谨慎与克制，不断尝试跳出单一的视角，不迷信解释与答案，而是贴近来访者的体验，伴随走出每一"小"步。

研究方向为心理咨询及治疗理论，精神病学、社会学，医学人类学等。发表科研论文多篇。

我不是坏孩子

门诊室外有一对父子在激烈地争吵，声音嘈杂以致不能听清楚具体内容，但彼此的情绪对立逐渐升级，在即将爆发的瞬间，导医台的护士及时劝阻指引，诊室的门被打开……看着这对父子各自噤声沉闷地走进诊室，父亲略显疏离地站着，看着在座位上不时扭动身体不停抠手的小孩，眼神中满是愤怒。很显然，这对父子冲突很严重，必须分开才能进行深入交谈。

"这个孩子真的很难带，同学们都说他是个坏小孩！上学的时候老师三番四次请家长，在家我们夫妻俩都搞不过他！"父亲的第一句话让人忧心。从父亲的口中得知，这个小男孩名字叫"小豪"，今年8岁了，是一名二年级的小学生，家中独子，父母亲自养育，幼儿园期间虽然活泼好动，但上学管理并不是很困难。但自从进入小学开始，父母就开始被频繁的请到学校去沟通，小到作业无法及时完成，大到与同学吵架、打架，这个原本在父母眼中只是有点"玩皮"的小孩，逐渐变成了一个让人头疼的"坏小孩"。

但从小豪的视角，他感觉自己很委屈，正在经历着很多困难，不知道为什么开个玩笑，同学就会向老师告状，大多数小朋友都不喜欢和自己玩，也不知道为什么老师要偷偷地叫家长，学校规则那么多，学习那么无趣还有永远无法做得完的作业，尤其是父母，永远为了一些小事对着自己咆哮，不知道该怎么做才能不做同学、父母和老师眼中的那个"坏小孩"。

像这样被贴着"坏小孩"标签的小豪，是我们儿童青少年心理门诊中很容易遇到的个案。在多方面评估后，小明被诊断为"注意缺陷多动障碍"。

一、什么是"注意缺陷多动障碍"

注意缺陷多动障碍（ADHD）是指一种儿童期常见的发育障碍，主要包括两个核心症状：注意力不足、和（或）活动过多、冲动[1]。很明显这是一种医学术语，门诊上很多医生和家长为了避免孩子"戴帽子"，会简称这类儿童为"A 娃"。因为学习难度的递增，以及与同龄人的比较，通常会在进入小学后逐渐被识别，通常老师会比家长更容易发现孩子此类问题，会推荐父母带孩子到专业的机构进行评估诊断。

随着知识的普及，与小豪类似，多动问题及注意缺陷问题都比较典型的孩子，父母和老师会更容易识别及接受诊断。但以下三个原因，容易让人忽略该疾病的存在：首先是从古至今人们对孩子的客观印象，觉得孩子就是爱动的天性，会觉得"长大也就好了"；其次该疾病也有明显的性别差异，男孩比女孩的患病率更高，性别比约为 4:1，人们对男孩就是更玩皮的观念，也更容易造成男孩的漏诊；最后，除去核心症状的多动，以注意缺陷问题为主的孩子，更容易被忽视，会以学习困难及人际关系不佳的功能损害形式存在。

全球范围内 ADHD 患病率的 Meta 分析显示，用同样的诊断方

---

[1] 帅澜，张劲松，李伟，等.中国学前儿童注意缺陷多动障碍的临床特征分析[J].教育生物学杂志，2020,8(4) 240 -244,293.

法获得的患病率在各大洲之间是相当一致的，国际上最新的患病率估计为 7.2%[1]，我国为 6.26%[2]。患者症状的表现程度因生活的不同领域和需求而异。在某些场合如需要更多注意力、静坐和控制冲动时往往最先出现症状。然而，在 4 岁之前明显的多动很难与正常行为的变体区分。因此，在有限的观察下缺乏某些症状并不能排除诊断。在小学年龄段的儿童中，注意力不集中尤为明显；从青春期开始，多动情况通常会减轻，而注意力不集中和冲动等问题则会持续存在。在成年期，核心症状可能伴随着更明显的情绪失调症状，包括挫折耐力降低、易怒和明显的情绪波动[3]。一般来说，只有 5%~15%的患者在成年后仍然完全符合 ADHD 的诊断标准[4]。由此看来，ADHD 的症状始终存在，只是在不同年龄阶段表现不一样。最近研究发现，ADHD 患儿脑发育轨迹始终低于正常儿童，即使药物治疗也不能改变其发育轨迹。因此，许多学者认为 ADHD 应是一种"终身"疾病。

二、为什么孩子会患注意缺陷多动障碍

无论心理学家、教育家，还是神经、精神病专家或儿科专家，

---

[1] Thomas R，Sanders S，Doust J，et al. Prevalence of attention-deficit/hyperactivity disorder: a systematic review and meta-analysis [J]. Pediatrics，2015，135(4): 994 -1001

[2] Wang T，Liu K，Li Z，et al. Prevalence of attention deficit /hyperactivity disorder among children and adolescents in China: a systematic review and meta-analysis[J]. BMC Psychiatry,2017,17（1）: 32

[3] 王芳，沈文超，王军，等.双相障碍与成人注意缺陷多动障碍的临床特征探讨[J].临床精神医学杂志，2020,30(5):374 - 376.

[4] Hupfeld KE, Abagis TR, Shah P. Living "in the zone": hyperfocus in adult ADHD[J]. AttenDeficHyperact Disord,2019,11(2): 191 -208.

都一致认为 ADHD 是一种由遗传、生物、心理及社会环境等多种因素引起的"病态"。

（1）遗传因素：国内外许多研究结果表明，导致儿童患 ADHD 首要基础的因素是生物学因素。ADHD 倾向于家族遗传，双生子研究揭示了其高度的遗传性，70%~80%的表型变异归因于遗传因素[1]。

（2）环境风险因素：流行病学研究表明，ADHD 与各种环境因素之间存在关联，主要包括产前和围产期风险因素（怀孕期间吸烟或饮酒、低体重儿、早产），环境毒素（有机磷、多氯联苯、铅），不良的心理社会条件，饮食因素等[2]。但具体相关性尚未得到证实。

（3）神经发育因素：有研究证明，ADHD 患儿存在神经生物学的发育缺陷，ADHD 患儿行为异常可能与大脑部分功能区域发生功能异常及高级认知神经回路功能障碍有关[3]。

（4）免疫病因学因素：母孕期、围产期和儿童早期病毒（如疱疹病毒、麻疹、HIV 等），链球菌感染，可能会增加患 ADHD 危险性；另外儿童过敏性体质是否会增加 ADHD 风险，是近年来 ADHD 与感染免疫学的研究方向，结论各异[4]。

（5）社会心理因素：主要指家庭环境及社会环境，家庭环境因

[1] Grimm 0, Kranz TM, Reif A. Genetics of ADHD What Should the Clinician Know? [J].Curr Psychiatry Rep,2020,22(4): 18.

[2] 王俊丽，盛晓阳，薛敏波，等.学龄期注意缺陷多动障碍儿童的健康状况[J].教育生物学杂志，2020,8(4):250-256.

[3] Greven CU, Bralten J, MennesMfet al. Developmentally stable whole-brain volume reductions and developmentally sensitive caudate and putamen volume alterations in those with attention-deficit/hyperactivity disorder and their unaffected siblings[J].JA MA Psychiatry,2015,72(5)490-499.

[4] 梁友芳．儿童注意缺陷多动障碍病因研究进展[J].广西医科大学学报，2017，34（5）：781-784.

素主要包括父母情况（职业、文化程度等）、父母关系、婚姻状况、家庭经济状况以及父母教育方式等，虽然所起的作用相对次要，但对该症的发展和结局影响不容忽视。不良的社会和家庭环境等不利因素可诱发或加重ADHD症状出现。在不恰当的家庭教育方式，如行为、语言暴力直接影响下，儿童自信心、自尊心受挫，精神常处于高度警觉状态，易诱发异常的行为方式[1]。

三、诊断"注意缺陷多动障碍"的标准是什么呢

像所有其他神经精神疾病一样，ADHD是基于临床表现综合各类筛查量表的基础上诊断出来的。尚未发现具有足够敏感性和特异性的生物标志物。诊断评估综合了详细的发育史和家族史、心理诊断评估和包括鉴别诊断评估在内的物理诊断评估的信息。

如果患者是儿童或青少年，目前的临床症状及其在生活的多个方面的严重程度主要是通过父母和（或）其他成年人提供的信息来评估的。应考虑在不同生活领域与患者打交道的多个观察者提供的信息。在青春期，尽管来自家庭成员或第三方的信息（例如学校）可能会有所帮助，但诊断评估主要基于与患者交谈。常用的辅助诊断方式包括结构化或半结构化的访谈和检查表，以帮助临床判断，以及特定疾病的问卷调查。

为使临床医师有章可循，提高诊断的可靠性和一致性，精神病学家制定了一些疾病的诊断标准。目前国际上有两大类诊断标准为很多国家采用，即：世界卫生组织编撰的《国际疾病分类》第10版和美国精神病学会《精神障碍诊断和统计手册》（第5版）（DSM-5）。

---

[1] 朱庆庆,古桂雄，花静.注意缺陷多动障碍儿童家庭环境危险因素研究[J].中国妇幼保健，2005，30（7）：1074-1077.

条目很多，结合问卷访谈后，仍需要专业的医生进行评估诊断。临床上将注意缺陷多动障碍分为一下三种分型。

1. 混合型

即同时符合注意障碍和多动－冲动的诊断标准；这一型患者活动水平、冲动、注意力、学业及认知功能损害最严重，代表了最常见的 ADHD 类型。

2. 主要表现为注意缺陷

符合注意障碍但不符合多动－冲动诊断标准，这一型患者以注意障碍不伴多动为主。主要表现为懒散、困惑、迷惘、动力不足，伴较多焦虑、抑郁，有较多的学习问题，而较少伴品行问题。研究发现该型更适合女孩、青少年或成年人的诊断。

3. 主要表现为多动/冲动

符合多动/冲动但不符合注意障碍诊断标准。该型常见于学龄前和小学低年级儿童，以活动过度为主要表现，一般无学业问题，合并品行障碍和对立违抗性障碍较多。临床上符合这一类型者较少[1]。

四、为什么 ADHD 的孩子很容易被贴上"坏小孩"的标签

小豪，这个被父母、同学和老师误解的"坏小孩"，在与他交流过程中很容易就发现他存在很多困难，想要做父母的好小孩，但时常记性很差，丢三落四，不遵守规则；想要拥有好朋友，但是听不懂同学之间的规则，或者不能遵守游戏规则，甚至会用简单粗暴

---

[1] 于情,石萍,黄明欣,李宇.注意缺陷多动障碍的研究进展[J].医学理论与实践,2021,34(22):3887-3889.

的方法解决冲突；想要学习好一点，但是学习得很吃力，上课很容易走神，写作业很容易拖拉、不能按时完成作业，也很心累，如果不被理解，很容易造成厌学情绪。日积月累，一环扣一环，形成恶性循环，孩子逐渐出现缺乏信心、丧失能力感，在学业、人际关系及社会功能方面出现各种障碍，也逐渐变成让家人、老师和同学头痛的"坏小孩"。

ADHD 儿童对社会活动的认知和进行社会活动的能力不足，且缺乏自控能力，行为反常，常违反规则，甚至发展为反社会行为，这也是为什么会更容易被理解为"坏小孩"。可是设身处地站在小豪的角度去思考，这类"坏小孩"本性可能并不是真的坏，只是遇到更多困难而已。但如果持续忽略孩子存在的这些困难，可能会发生不可预估的风险行为。

这些社会技能的损伤主要源于与 ADHD 有关的行为及与 ADHD 共患的疾病。大约 75% 的 ADHD 患者有一种额外的精神障碍，而 60% 的患者会有多种共病的精神障碍，严重影响预后，需要采取特殊的治疗措施[1]。局限性发育障碍（运动功能、语言、学习）、焦虑、抽搐在儿童发育早期即可出现。相比之下，抑郁障碍往往出现较晚。从青春期开始，这类障碍通常与药物滥用以及人格障碍的发展有关。大约 1/4 接受治疗的儿童也有情感障碍，而超过一半的成人患者则共患有抑郁症[2]。因此，与年龄相关的共病障碍的发展往往以特定的顺

[1] Vogt BA. Cingulate impairments in ADHD: Comorbidities, connections, and treatment[J]. HandbClinNeurol, 2019,166:297-314.
[2] Erskine HE, Norman RE, Ferrari AJ, et al. Long-Term outcomes of attention-deficit/hyperactivity disorder and conduct disorder a systematic review and meta-analysis[J]. J Am Acad Child Adolesc Psychiatry,2016,55(10) 841 -850.

序发生，例如，从对立违抗性障碍到品行障碍，再到自杀率增加的抑郁症，而共病障碍构成了精神障碍进一步发展的特定风险因素。

此外，世界各国均已有研究表明，ADHD 和青少年犯罪之间存在密切的关联[1]。ADHD 能够增加患者青少年时期及成年后的犯罪率[2]；ADHD 引起的冲动症状和情绪不稳会增加犯罪的概率；此外，ADHD 还与青少年犯罪的严重程度有关[3]。总之，ADHD 与青少年犯罪确实存在相关性，他们的行为问题突出，社会功能下降，做事冲动，不计后果，使得发生违法犯罪的概率大大增加。应对此引起足够的重视，早发现、早治疗、早干预，防止犯罪行为的发生[4]。

五、ADHD 的孩子该如何进行干预

ADHD 一般在门诊治疗，如果门诊治疗因依从性差或需进一步鉴别诊断等情况可能需要进行部分或全程住院治疗，国外的治疗指南现在建议多模式治疗。所有治疗干预的基础是心理教育，以适龄的方式向父母以及儿童或青少年患者传授有关障碍和潜在治疗方法的信息。

ADHD 是一种慢性终身性疾病，除对儿童的影响除学业成绩外，

[1] Teplin LA，Abram KM，McCleland GM，et al. Psychiatric disorders in youth in juvenile detention[J]. Arch Gen Psychiatry.2002,59 (12)：1133-1143.

[2] Doreleijers TA, Moser F, ThijsP,etal.Forensicassesement of delinquent juniors: prevalence of paychopathology and decision-making at court in the Netherlands [J].J Adolesc,2000,23(3):263-275.

[3] TaskiranS,MutluerT,TufanAE,et al. Understanding the associations between psychosocial factors and severity of crime in juveniledelinquency: across-sectional stud[J].Neuropsychiatr   Dis Treat,2017,13(15):1359-1366.

[4] 闫秀萍，邹宇川，郑毅.注意缺陷多动障碍对少年犯社会功能损害的影响[J].临床精神医学杂志，2019，29（3）：180-181.

还包括其行为控制能力、人际关系、亲子关系、自信心等，严重者可伴随破坏性行为，也可共病焦虑、抑郁、物质依赖及反社会行为等精神障碍。因此，需要早期诊断，系统治疗。目前主要采用综合治疗的方法，药物治疗已被证实对核心症状具有确切疗效，配合行为治疗、家庭治疗、父母管理训练等方法，最大限度地改善患儿的症状及社会功能[1]。

1. 药物治疗

药物治疗 ADHD 的短期疗效已经得到广泛验证。国际市场上 ADHD 的处方药物有 20 余种，主要包括中枢兴奋剂（哌甲酯、安非他命制剂）和非中枢兴奋剂（托莫西汀、缓释胍法辛和缓释可乐定）。国内药物仍非常有限，经我国药监局批准使用 ADHD 治疗的药物仅有缓释哌甲酯（专注达）和阿托莫西汀（择思达）。

ADHD 的治疗选药需要考虑不同药物的作用机制、疗效、耐受性、药代动力学特点和释放机制。此外，患者对药物反应还有很大差异，需要个体化地调整。存在疗效不好的案例，例如仅 71% 的患者对哌甲酯有反应，68%使用安非他明有效；对托莫西汀的反应通常呈双向，47%有效，40%无效。

针对共患其他障碍的患者，药物的选择需要基于伴随症状进行调整，包括去甲肾上腺素能受体激动剂、可乐定、三环类或 SSRI 类抗抑郁药等也作为 ADHD 共患病的治疗药物。药物的选择及应用，与患者的核心症状及伴随问题相关，用药有较大个体差异，需要专业的医生进行系统评估后有针对性地调整用药。

---

[1] 杨莉. 注意缺陷多动障2017-2019年研究现状与展望[J].中国心理卫生杂志.2020，34 （7）：594-601

营养补充剂治疗是近年研究的一个热点。一项对多种精神障碍营养补充剂治疗的大型 Meta 分析显示，Omega-3 脂肪酸对 ADHD 症状有微弱的作用，并且需要高二十碳烯二甲酸（EPA）制剂，每日 EPA 摄入量需达到 2513 毫克以上[1]。孕期补充 Omega-3 的作用也是普遍关注的问题，然而研究分析发现在孕早期服用 Omega-3 补充剂反而会增加后代出现 ADHD 症状的风险[2]。

2. 非药物治疗

ADHD 的非药物疗法很多，有些仍需要更多研究验证疗效。在所有非药物治疗方法中循证医学据支持较多的是父母培训和认知行为治疗。父母培训除了提供 ADHD 相关知识，最主要的是教给父母行为管理方法。经过双盲法研究显示其最主要的效果是改善父母教养方式，使正面的教育方式增加，负面的教育方式减少，从而可靠地改善 ADHD 儿童的品行问题，特别是对于学龄前 ADHD 儿童是一种有效的干预方法[3]。认知行为治疗中最有代表性的是执行功能训练，包括电脑化的促进式执行功能训练和补偿式执行技能训练。促进式的执行功能训练提供电脑化的认知训练任务，经 Meta 分析显示

[1] Firth J，Teasdale SB，Allott K，et al. The efficacy and safety of nutrient supplements in the treatment of mental disorders: a meta-review of meta-analyses of randomized controlled trials ［J］. World Psychiatry，2019，18(3) : 308 － 324

[2] Freedman R，Hunter SK，Hoffman MC. Prenatal primary prevention of mental illness by micronutrient supplements in pregnancy ［J］. Am J Psychiatry，2018，175(7) : 607-619

[3] Rimestad ML，Lambek R，Zacher Christiansen H， et al. Short- and long-term effects of parent training for preschool children with or at risk of ADHD: a systematic review and meta-analysis ［J］. J AttenDisord，2019，23(5) : 423 － 434

能够减少 ADHD 核心症状，特别是注意缺陷症状，提高视觉和语音工作记忆。补偿式执行技能训练通常以小组形式进行，教授儿童时间管理、反应抑制和组织计划方法，辅以注意和工作记忆的训练。国内由王玉凤、帅澜引进美国 Dawson 和 Guare 的训练方案，钱英等进行了随机等待对照研究，结果显示可从两个维度改善患儿执行功能、临床症状及社会功能，一个维度是减轻执行抑制功能缺陷，减少多动冲动症状和冒险行为，另一个维度是改善工作记忆功能、注意缺陷症状，可能提高学校学业表现[1]。

六、孩子被确诊为 ADHD 的父母该怎么做

在门诊上被确诊为"注意缺陷与多动障碍"孩子的父母，在关注孩子的表现与病因后，常常在反思懊悔，发现不及时，最急切的莫过于如何干预，但面对现实，不得不说这类孩子的问题解决是个系统工程，父母需要在专业人员的指导下逐渐学会应对各种突发情况。

首先需要肯定的是，既然作为一种发育性疾病诊断，目前已经存在有不同的应对方式，可以对孩子的不同时期的关键问题进行干预，是可以治疗的一种疾病，也确实有约 1/3 的孩子在青春期后会有较大改善。我们需要做的是帮孩子解决不同时期的困难，让孩子的每个阶段都能够在各方面获得能力感。

目前，国际最新指南都体现了 ADHD 非药物治疗的重要性。英

---

[1] Qian Y，Chen M，Shuai L，et al. Effect of an ecological executive skill training program for school-aged children with attention deficit hyperactivity disorder: a randomized controlled clinical trial ［J］. Chin Med J（Engl），2017，130（13）：1513-1520

国国家卫生和临床优化研究所（NICE）、美国儿科学会（AAP）和中国 2015 年版《注意缺陷多动障碍防治指南》均强调了联合治疗，推荐采用药物治疗联合行为治疗的干预模式。NICE 指南[1]建议对于 5 岁以下的 ADHD 儿童，应该把家长团体培训和环境改造作为一线治疗，而不是药物治疗。特别提出了均衡饮食、良好营养及规律运动的重要性。

AAP 指南[2]表明联合治疗更具优势。对于学龄前儿童（4～5 岁），建议一线治疗是有循证依据的家长行为训练和课堂行为干预。学龄儿童（6～12 岁）和青少年（12～18 岁）则推荐将药物治疗和行为治疗联合使用，同时要考虑学校环境、班级安排、教学安排和行为支持。行为治疗可作为药物的补充治疗以提高疗效或减少药物所需剂量。

我国最新的 ADHD 防治指南也强调行为治疗，尤其是 12 岁之前[3]。但是有效的非药物治疗在城市以外的地区比药物治疗更昂贵、更耗时，也更难以获得。选择治疗方式是一个共同的决策过程，需要临床医生、家长、老师的共同参与，从而让医疗机构、家庭系统、教育机构的资源得到有效整合，使 ADHD 的识别时间前移，干预时间提前，达到最好的治疗效果。

[1] NICE. National Institute for Health and Clinal Excellence(NICE) guidelines：attention deficit hyperactivity disorder : diagnosis and management ［EB/OL］. ［2018-12-06］. https://www.nice. org.uk/guidance/ng87.
[2] WOLRAICH M L, HAGAN J F, ALLAN C, et al. Clinical practice guideline for the diagnosis,evaluation,and treatment of attention-deficit/hyperactivity disorder in children and adolescents ［J］. Pediatrics, 2019, 144(4): e20192528
[3] 郑毅,刘靖.中国儿童注意缺陷多动障碍 (ADHD) 防治指南[M]. 2 版. 北京：中华医学电子音像出版社, 2015: 17-122.

最后需要强调一点，父母对孩子要有较好的同理心，尊重孩子的感受的同时，也切勿放弃对孩子正确的引导。虽然被诊断为"注意缺陷多动障碍"的孩子，可能在不同时期会遭遇不同的问题，请相信"坏小孩"并不坏！每个孩子都有不同的个性、存在不同的优点，积极发掘孩子的优点、兴趣、特长，热爱是提升注意力最好的方式，积极鼓励陪伴这样一群特殊的孩子，相信父母和孩子都会不断收获更多的快乐！

作者介绍

▶ 詹婷

上海市浦东新区精神卫生中心（同济大学附属精神卫生中心）儿少心理科主治医师、国家心理咨询师三级

上海市心理热线 962525 心理咨询专家

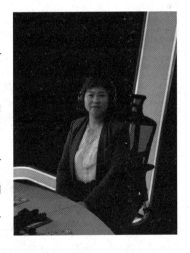

从事精神卫生专业工作十余年，对注意缺陷多动障碍、精神分裂症、双相情感障碍等儿童青少年心理疾病有丰富治疗经验。

参编《儿童青少年常见心理问题家长手册》，参与融媒体健康有道节目心理科普节目录制，多次获得市区级科普活动并获奖。目前在研课题 1 项，发表学术论文多篇。

如何控制情绪？做一个情绪稳定的人

生活中，我们常常会经历被情绪所左右的情况。也许是紧张、气愤，或是恐惧，这些放大的情绪往往会占据我们的大脑，剥夺我们正常思考的能力，误导我们做出一些悔之不及的行为或者说出愚蠢不堪的话语。事后，我们还要为这些错误行为买单，千辛万苦收拾烂摊子。我们经常能从新闻报道中见到相关事例，如：情侣一方因琐事一气之下删除了对方电脑中的论文或数据，导致多年感情彻底破裂；夫妻拌嘴后躺到马路中间被汽车碾压身亡；孩子因成绩不理想被父母大声责骂后愤而跳楼，等等。这些事件的背后是一个个破碎的家庭，一段段坎坷的人生。因此，学会控制情绪，是每一个人的人生必修课。

一、情绪的定义与成因

情绪是人对客观事物的态度体验及相应的行为。当客观事物或情景符合主体的需要和愿望时，就产生积极、肯定的情绪；反之，则产生消极、否定的情绪。可见，情绪是个体和环境之间某种关系的维持和改变。情绪的构成包括主观体验、外部表现与生理唤醒。

1．情绪的分类

从生物进化的角度看，分为基本情绪和复合情绪。

（1）基本情绪：是指人和动物共有的、先天的、不学而能的情绪。每一种基本情绪都有它的生理机制、内部体验和外部表现，并有不同的适应功能。当代心理学家认为基本情绪有愤怒、快乐、恐惧、悲哀等。

（2）复合情绪：是基本情绪的不同组合派生出来的情绪。例如，焦虑就包含着恐惧、内疚、痛苦、愤怒四种情绪的组合，悲喜交加的情境也是不难想象的复合情绪。有些复合情绪可以明确表述，有些则难于界定。

2．情绪状态的分类

（1）心境：是指人在相当长的一段时间内所保持的一种相对持久的情绪状态。心境具有弥漫性，它不是关于某一事物的特定体验，而是以同样的态度体验对待一切事物，比如我们常说的乐观或悲观。心境对人的生活、工作、学习、健康有很大的影响，心境产生是多方面的，有生活中的顺境逆境，有工作中的成功与失败，还会影响个人的健康状况。

（2）激情：是一种强烈的、爆发的、较为短暂的情绪状态。这种情绪状态通常是由对个人有重大意义的事件引起的，往往伴随明显的生理变化和外部行为，常伴随出现认知活动范围缩小、理智分析能力和自我控制能力减弱，比如狂喜时会手舞足蹈，悲痛时会嚎啕大哭。

（3）应激：是指人对某种意外的环境刺激所做出的适应性反应。此时我们的身体会有一系列的生理反应，如肌肉紧张、血压变化等，这些变化如果持续时间过长，会导致心理或生理疾病。应激状态的产生与人面临的情景及对自己能力的估计有关。

3. 情绪的产生的机制

情绪的形成过程是一系列复杂的心理生理过程，许多研究都试图对大脑情绪调节方式做出解释。根据 Thayer 等人的神经内脏整合模型理论，情绪调控生理过程基于由腹内侧前额叶皮层、眶额叶、前扣带回、杏仁核、下丘脑等脑区所组成的中枢自主网络，这些部位相互作用，能够迅速协调处理外部刺激信号，使机体及做出适宜的情绪反应。当机体面对紧张、恐惧等情绪刺激时，前额叶和杏仁核能抑制通路作用减弱，使得皮层下交感兴奋环路所受抑制减弱，从而提高交感神经系统兴奋性，以致机体发生攻击战斗－防御反应。根据经典情绪环路模型理论，大脑中存在由眶额叶皮质、杏仁核、前扣带回皮质和其他相关联系区域组成的情绪调节环路系统，当外部环境刺激作用于躯体感受器时，感受器将信号传导至躯体感觉皮层，最终在眶额叶前皮层、前扣带回皮层、杏仁核等环路系统共同参与下，形成主观情绪体验。

二、正性情绪和负性情绪

基本情绪按照内心体验感可分为正性情绪和负性情绪两类。正性情绪包括快乐、兴趣、满足和爱等。一般认为，积极情绪即正性情绪，是与个体需要的满足相联系的，伴随愉悦体验的情绪。积极情绪有三个重要的适应功能，包括支持应对、缓解压力、恢复被压力消耗的资源；而消极情绪是与回避行为相伴随产生的情绪，如痛苦、悲伤、愤怒、恐惧地等。适度的消极情绪对个体有时是必要的，但过于持久性的消极情绪对人的健康有一定影响。

序号	题目	几乎没有	比较少	中等程度	比较多	极其多
1	感兴趣的					
2	心烦的					
3	精神活力高的					
4	心神不宁的					
5	劲头足的					
6	内疚的					
7	恐惧的					
8	敌意的					
9	热情的					
10	自豪的					
11	易怒的					
12	警觉性高的					
13	害羞的					
14	备受鼓舞的					
15	紧张的					
16	意志坚定的					
17	注意力集中的					
18	坐立不安的					
19	有活力的					
20	害怕的					

评分方法：

全部都是正向积分，对"几乎没有""比较少""中等程度""比较多"和"极其多"分别记 1、2、3、4、5 分。

正性情绪相关题目：第 1、3、5、9、10、12、14、16、17、19 题，数值越大，情绪越积极。

负性情绪相关题目：第 2、4、6、7、8、11、13、15、18、20 题，数值越大，情绪越消极。

三、为什么要控制负性情绪

控制负性情绪，既是内心成熟的表现，也是身体健康的需要，同时也是维系正常社会关系的必需品。

在远古时期，快速的情绪处理是至关重要的，这可以帮助人类在复杂的环境中做出基于本能、最适应的反应。遇见危险时，恐惧能提高反应速度，激发战斗—逃跑反射，短时间大幅度增强身体机能，这让人类祖先在一次次的危险狩猎中得以生存。因此，此时能存活下来的往往都是更灵敏、更快适应环境的个体，这就导致人类在基因层面上筛选出更"偏爱"情绪反应，迅速激烈的个体来繁衍生息。而到了现代社会，法制建设不断完善，我们的生活更加井然有序，每个人的言行都受到法律、道德、文化的约束，这就决定了我们不能任由情绪压制理性思考。平和的情绪是正确决策的前提，而冷漠和过激的情绪都会降低我们的理性水平。能够控制负性情绪可以说是个体心智成熟的体现。

情绪状态还与我们的身体健康息息相关。研究表明，积极正面的情绪能激活我们的免疫系统，SIgA（机体防御上呼吸道感染的重要屏障）分泌显著升高，提升我们免疫系统的效能。而消极情绪如抑郁、焦虑、内疚、悲伤是慢性应激的重要产物，可以造成免疫功能的下降。由此可见，控制好负性情绪，保持乐观，能让我们更加健康。

四、如何控制负性情绪

如何应对各种各样的负性情绪，是我们成长过程中逐渐学习的，而在不同的人生阶段，人类的心理发育情况差异巨大，任何一个阶段的需求没有被充分满足，个体情绪发展就会停留在那个阶段。反过来说，当一个阶段的需求被充分满足后，个体自然会得到成长，寻求下一个阶段的发展。这就要求我们需要用适应年龄的方法来处理相应的情绪问题。

1. 婴幼儿期

婴幼儿是指 0~4 岁的时期，这一阶段的个体生理、心理发育最为迅速。我国的心理学家孟昭兰认为，新生儿即有兴趣、痛苦、厌恶、微笑四种表情。美国儿科研究院将婴幼儿的情感发展分为六个里程碑：自我调节和对外部感兴趣（0~3 个月），开始显露爱（2~7 个月），有意识交流的发展（3~10 个月），自我意识出现（9~18 个月），情绪思维的形成（18~36 个月），情绪思维（36~48 个月）。

这个阶段孩子的负性情绪常常表现为愤怒和恐惧，而在行为上，多表现为哭泣、暴怒、大吵大闹等。婴幼儿没有很好的自理能力，生活的各方面完全依赖于家庭环境，往往是家庭环境变化的最先反映者，家庭中如果出现问题，孩子几乎没有力量采取行动消除环境尤其是家庭的压力。所以作为家长，我们首先要在日常的生活中为孩子提供平和的家庭氛围，让孩子感受到无条件的关爱和包容，其他家庭成员的举止和言行会在不知不觉中影响孩子的情绪和行为；其次家长要让孩子明白情绪是可以由自己掌控的。当孩子情绪爆发时，家长可以耐心地等待孩子冷静下来，情绪需要宣泄，此时要充分给予孩子情绪宣泄的时间和空间，用平等尊重的态度和孩子沟通交流，等情绪宣泄好后，家长可以平心静气地与孩子探讨负性情绪产生的原因，让孩子慢慢了解自己的情绪。随着幼儿认知水平的提高，他们会逐渐意识到发脾气是一种不好的行为，并不能解决实际的问题，也就不会再随便乱发脾气了。我们可以教孩子一些平心静气的小技巧，比如做几个深呼吸，到安静的地方待一会儿，或者自己去数数字。家长可以教育孩子用乐观的心态来看待问题，比如宠物小猫跑丢了，孩子非常难过，家长可以告诉孩子小猫是想念自己的妈妈了，它跑出去是和自己的妈妈在一起会很幸福，这样孩子也会为小猫感到高兴。在引导过程中说教通常会显得枯燥乏味，家长也可以通过看情绪绘本，讲故事，还有看相关动画片的方式来加强引导。当孩子哭闹、发脾气时，家长一定要控制好自身情绪，孩子就是大人的镜子，如果在孩子发脾气时家长用怒骂、殴打的方式来制止孩子，那孩子也会将这些错误方法牢记在心中，应用于未来的人生。

2. 青少年期

青少年期是指 7~18 岁年龄段的发展时期。尤其是进入青春期十二三岁以后，青少年的情绪表现为半成熟、半幼稚的矛盾特点。具体的表现是一次成功的经历可以引发的愉快体验维持一段时间，青少年在这段时间内兴致勃勃，劲头十足；同样，如遭遇挫折会在一段时间内蔫头耷脑，饭菜不思。青少年时期又是个体发展的重要时期，是面临巨大挑战的转折时期。随着青春期的到来，面对学习和人际交往的巨大压力，他们无论是在生理还是心理上都经历着急剧的变化，对各种应激的承受能力也处于逐渐发展的过程之中，在面对各种紧张性生活事件时，很容易出现不良应激反应，对他们的身心健康造成不良影响。进入青春期主要面对的情绪困境有：烦恼突然增多；不知怎么出现在众人面前；与父母的关系出现紧张；不知如何保持和确立自己在同伴人中应有的地位；孤独的心境；压抑的心理。"少年智则国智，少年富则国富，少年强则国强"。青少年是祖国的未来，民族的希望。因此，青少年的健康成长直接关系到国家的未来发展。因此，青少年期学会如何控制情绪尤为重要。

作为青春期孩子的家长，常常会因为孩子的叛逆疏远而头痛不已，也会对孩子的情绪变化感到无所适从。家长要明白孩子已经渐渐长大，不再是那个赖在自己怀里撒娇的宝贝，孩子们正在飞速地学习如何独立，如何自主，如何建立家庭以外的人际关系。家长应该努力保持平等的态度和孩子相处，得到孩子的充分信任与理解，在孩子需要帮助的时候适度伸出援手。将家庭打造成孩子的坚实后盾，而不是一座密不透风让人想要逃离的牢笼。只有这样，当青少年们出现情绪时才会愿意和家长倾诉，家长需要耐心倾听，不急于指责、批判，让青少年的负性情绪在倾诉中得到充分宣泄。在了解孩子的困扰和问题后，家长可以引导孩子将情绪转化为成长的动力，愤怒、挫折、自卑这些情绪的产生不管是否合理，只要学会正确的引导方式，最终都将成为孩子成长的养料。家长也要学会接纳孩子的情绪，动用自己的人生经验帮助他们将负性情绪宣泄以及顺利转化。我们可以采取以下方法，比如引导孩子多运动，根据锻炼的情绪效能理论，体育锻炼对抑郁、焦虑和压力其有改善和治疗作用。通过适量、规律的体育锻炼能有效降低负性情绪的消极体验。在运动目标的完成过程中也能让孩子增加主观幸福感。家长还可以根据孩子的兴趣爱好，引导孩子在被负性情绪困扰时通过音乐、绘画、书写等方式将情绪宣泄出来。

作为青春期的青少年本人，要从小培养自己乐观的生活态度，凡事都要从积极的方面考虑，勇敢直面现实生活里层出不穷的各种问题，万万不可用沉迷游戏、整日玩手机的方式逃避现实，麻痹自己。青少年应该积极向上，努力进取，不断完善自己。青少年要学会建立除家庭外的其他社会关系，比如结识到志同道合的朋友，那么遇见烦恼时也可以找朋友谈心，及时讲出心中的郁结。学会倾诉是很好的调节方法，而且做一个敞开心扉的人，内心会逐渐感受到平和。青少年们除了努力学习，还建议培养一些自己的兴趣爱好，比如打球、游泳、音乐等，当感到烦恼无处释放时可以将精力转移到自己喜爱的活动上，让自己快乐起来。

3．成年期

成年期是人一生中最长的阶段，从 18~60 岁。作为一个成熟的个体，通过自幼以来成长经验，理论上已经能够自我调节，达到情绪的稳态。然而这一时期的个体将会遇到恋爱、婚姻、家庭生活、职业发展、身体健康等各种现实问题，进而产生相应的情绪烦恼。尤其是那些在早年成长过程中心理成长因为各种原因停滞发展的个体，这些成年人所要面对的现实问题是毁灭性的。我们可以想象一下，把一个情绪不成熟的儿童丢进一个比童年环境复杂得多的成人世界有多么可怕。这些不成熟的成年个体在遇到现实刺激时，常常会表现出应激式的防御反应。自我控制理论认为，负性情绪下自我控制能力下降的个体，很容易在"恼羞成怒"下丧失理智产生攻击行为。

作为情绪控制能力不足的成年人该如何改变自己？首先应该正视自己的问题，了解接纳自己，正确评价自身能力和价值。接下来评估生活中有多少事情是在自己掌控之中的。遇见生活中的应激事件时，一定要保持冷静，思考应激事件是否在自己的掌控之中，而不是任由负性情绪抑制自己的理性思考。评估后如果自己的能力能够解决问题，那么个体的无助感、绝望感，还有抑郁、焦虑恐惧的情绪都能被抑制。也可以观察身边那些开朗乐观的人平日里待人接物、行事方法与你有何不同，逐渐改变自己既往错误的应对方式。成年人永远不要放弃提升自己，需要不断学习，强化个人优势，通过发挥自身的优势来解决现实问题，获得成就感，提高自尊，超越自己，肯定自我价值。成年人如果发现矛盾过于尖锐，靠自身无法消化处理，一定要及时向身边能动用的社会资源，比如家人、父母、朋友、师长、同事等人寻求帮助，也可以向医疗机构咨询求助。

4. 老年期

人到老年，个体通常会因为身体机能的老化、视觉听觉嗅觉等感知觉的衰退、记忆力下降等生理问题感到对生活力不从心，从而出现消极的情绪和情感，如冷落感、孤独感、疑虑感、抑郁感、需求不能被满足。老年人的情绪和其他人生阶段相比常常更加深刻绵长而持久。老年期还要面临退休问题，退休后社会地位、经济状况常会出现变化，这时的老年人通常需要很长的适应期来适应退休生活，形成新的生活模式，如果不能很好适应，就会出现诸如焦虑、抑郁、失眠等心理问题。我国的老年人往往对下一代人有强烈的责任感，认为自己需要为子女的工作、婚姻、育儿等问题保驾护航，这样老年人除了为自身烦恼，还要为子女操心，负性情绪在多重积累下难以抒发。

作为老年人首先要接纳自己的衰老，通过适度锻炼、充足睡眠、合理饮食、定期体检等方法保持良好的身体状态。老年人要热爱生活，多与周围人接触交流，比如一起晨练、打拳、跳舞、逛公园、摄影等。经济条件和身体状况允许的情况下，还可与朋友或者家人一同外出旅行。集体活动要比一个人在家里看电视做家务更有利于老年人排解负性情绪。

作为子女，要多和老去的父母沟通交流，及时了解老年人的情绪变化和身体健康情况，多倾听。在父母遇到不会用智能手机、学不会新鲜事物时应该耐心、及时地给予帮助，在父母身体不适时需要及时陪伴父母去医院就医，让父母能感觉到自己被关爱，被保护，老有所依，老有所养。

五、何时该向专业人员帮助

当你或身边的人情绪不稳定持续时间超过两周，或程度明显异于以往，对日常工作生活和社交生活造成严重影响，比如工作学习效率显著下降，不愿出门社交等情况，就需要引起警惕，这时可能就需去医院的临床心理科或者精神科就诊了。

作者介绍

▶ 李欣

上海交通大学医学院硕士研究生

上海市浦东新区精神卫生中心（同济大学附属精神卫生中心）普通精神科主治医师、国家二级心理咨询师、中级心理治疗师

从事精神和心理工作10年，参与国家"十二五"科技支撑计划课题，主要研究方向为情绪调节及脑电生理。在国内外学术期刊发表论文数篇。

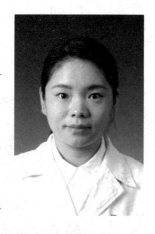

不让更年期夺走你的睡眠

更年期又称为绝经期，是指女性从卵巢功能衰退至老年前期的一个过渡时期。

大多数女性的更年期出现在 45~55 岁，短则 1~2 年，长则 10 年以上。这个时期，女性发生的睡眠障碍统称为更年期失眠，其临床表现为睡眠质量差、晚上难以入睡、觉浅梦多、白天特别困等。

更年期失眠可有一些伴随症状，如燥热、出汗、烦躁、易怒、焦虑、抑郁等，严重影响女性更年期的生活质量。

既然更年期不可回避，那么，如何在这个时期拥有良好的睡眠，成为众多女性关心的问题。

一、为何会出现更年期失眠

现代医学认为，更年期女性的卵巢功能逐渐衰退，雌激素水平下降，下丘脑－垂体失去雌激素的反馈调节作用，促性腺激素分泌亢进，神经递质分泌紊乱。研究发现，五羟色胺在睡眠与觉醒转换中有重要作用。进入更年期后，随着雌激素分泌逐渐减少，血管内环境平衡也随之失衡，容易出现血管舒缩失调症状，导致夜间觉醒，睡眠中断，从而影响睡眠质量。

此外，慢性疾病、情绪障碍、工作压力、婚姻状况、家庭关系、邻里关系、收入、文化程度等社会因素也会导致女性更年期失眠的发生。

因此，更年期失眠的发生和这个时期女性的生理、心理特点及所处社会环境密切相关。

中医古籍对更年期失眠的记载，多散见于"不寐""百合病""脏躁"等病症中。现代中医将其归于"绝经前后诸证"，亦称更年期综合征，失眠是其中最常见的病症。《黄帝内经》中说："七七，任脉虚，太冲脉衰少，天癸竭，地道不通，故形坏而无子也。"即处于更年期生理阶段的女性，月经将停，阴阳失调，这是女性更年期疾病发生的内在原因。

二、如何摆脱更年期失眠

1. 摆正心态

女性对更年期要有正确认识，摆正心态，明白更年期人人必过，但并非人皆得病，避免过度恐慌。情绪管理，推荐 2 个比较常用的调节情绪的方法，呼吸放松法：即让心静下来，用鼻孔慢慢吸气，可连续做 2~3 次，可起到明显的放松作用；三线放松功法：把身体分成两侧、前面、后面三条线，坐位、站位、卧位都可以，闭上眼睛，意念沿着一条线路，从一个部位到一个部位按顺序向下移动，心中也可以默念"松"或"静"等进行放松。

2. 劳逸结合，适当锻炼

进行气功、太极拳、八段锦等锻炼，但切记不宜劳累过度，要以运动之后精神好、心情佳为要点。

3．家庭支持

丈夫、子女的谅解、体贴、劝解、帮助，对更年期女性的情绪有明显安抚作用，可减轻更年期失眠症状。

4．心理治疗

如果发现情绪问题自我无法调节，甚至影响社会功能，建议寻求专业医生的帮助。

5．药物治疗

用于失眠的药物种类繁多，必须遵医嘱服用。

6．中医治疗

如服用中药汤剂、中成药，进行耳穴压丸、穴位按压、穴位贴敷、针灸推拿，服用药膳、茶饮等。中医讲究"未病先防"。在未病期（即将进入更年期）进行中医中药的调理，可以减轻更年期症状。

7．物理治疗

脑电生物反馈治疗在临床应用广泛。

8．音乐治疗

约 2000 年前，《黄帝内经》就有"五音疗疾"的记载。《春江花月夜》《二泉映月》等乐曲均具有较好的安神效果。音乐治疗时间一般在 30 分钟左右，时间不宜过长，音量不宜过大，每日 1~2 次。

作者介绍

▶ **秦瑀**

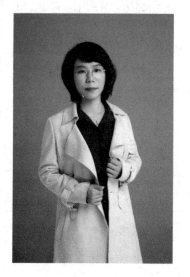

上海市浦东新区精神卫生中心（同济大学附属精神卫生中心）中医科主治医师

国家二级心理咨询师、中级心理治疗师

上海市浦东新区优秀青年医学人才

上海市基层名老中医专家传承工作室继承人

上海市中西医结合学会精神疾病专委会青年委员

上海市食疗研究会膏方分会委员

擅长运用中医心理技术结合中医药治疗失眠、焦虑、恐惧、抑郁等情志病，运用中药治疗抗精神病药物所致流涎、闭经、便秘、肥胖等药物不良反应。主持浦东新区科经委课题 1 项、参与多项科研项目。

▶ **裴瑜**

中医内科副主任医师

上海市浦东新区精神卫生中心（同济大学附属精神卫生中心）中医科科长、医务科科长

上海市基层名老中医专家工作室传承人

上海市中西医结合学会精神疾病专业委员会委员

上海市中医药学会第十一届脑病分会委员

上海市中医药学会亚健康分会第二届委员会委员

上海市中医药学会神志病分会委员

上海市浦东新区医学会精神医学专委会委员

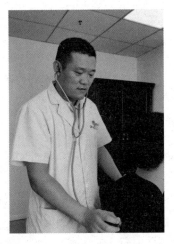

从事中医科工作 25 年余，擅长失眠症、焦虑、抑郁等中医情志疾病的中西医结合治疗。主持或参与市、区级科研项目多项，在中文核心期刊发表学术论文多篇。

血药浓度监测为精神疾病患者保驾护航

　　门诊抽血时，经常会碰到患者家属抱怨，"就来配个药，每次都要抽血，抽血能检测出精神疾病？"医生一般会周期性地检测病人的肝、肾功能，血糖、血脂、甲状腺功能及药物浓度等项目。下面就精神药物监测的重要性进行介绍。

一、精神病现状

　　据统计，我国精神疾病发病率呈上升趋势，成人患病率达17%。目前药物是主要治疗手段，但30%~50%的患者对药物治疗无应答，大量抗精神病药物还可引发多种不良反应，严重时有致死性风险，如心脏功能异常，粒细胞缺乏等，同时药物治疗周期至少需要6~12个月。因此，如果药物使用不合理，剂量不正确，将大大延长治疗时间，增加患者痛苦和医疗负担。那我们如何做到精准用药呢？药物监测可为选择合适的药物及剂量提供参考，为精神病患者精准治疗带来福音。

二、药物药理学过程

　　药物在体内发挥药效，其实是一个复杂的过程。大致可分为药代动力学和药效动力学两个过程。药代动力学主要是反映药物在生物体内吸收、分布、代谢及排泄；药效动力学主要包括药物转运，靶点结合发挥疗效。目前，实验室可通过血药物浓度检测和药物基因检测来指导合理、安全用药。

三、何谓血药浓度监测

血药浓度监测是以药代动力学原理为指导，通过测定患者体内的药物暴露，药理标志物或药效指标。利用定量药理模型，以药物治疗窗为基准，制定适合患者的个体化给药方案，以提高疗效，减少或降低不良反应。当然，血液中的药物浓度不是一成不变的，经过服药－代谢－再服药－再代谢的循环，是不断变化的过程。所以定期监测血药浓度是非常必要的。

四、血药浓度监测与药物疗效

精神药物作用靶点在中枢神经系统，通过精神症状来评判药物疗效需要一定的时间，不是说吃了药会立竿见影的，有时需要几个月时间才能体现疗效。我们可以通过血药物浓度监测，更早了解药物是否能达到期望的疗效。神经精神药理学与药物精神病学协会于2018年发布了各种神经精神类药物治疗中血药浓度的共识指南，我们以此浓度作为药物治疗浓度来评判药物疗效。案例：我院有一名精神分裂症患者，医生从日剂量 2mg，逐渐增加到 6mg，维持剂量治疗了几个月，总共花费了半年时间，症状未见改善。就在医生满面疑云时，药剂师建议进行血药浓度检测，检测结果为 8ng/mL，未达到指南中推荐的 20~60ng/mL 的治疗浓度，未能发挥疗效，终于解开了医生的疑问。此外，有时不良反应隐匿出现，且不易与疾病本身症状加重相区别。案例：某精神分裂症患者，奥氮平单药治疗，剂量逐渐增加至 20mg/d，治疗 4 周后，患者精神检查不配合，疑问不答，冲动易激惹，考虑到奥氮平已达最大治疗剂量，医生认为该患者精神症状控制不佳，准备调整治疗方案。上级医生建议给患者查血药浓度，检测到奥氮平血药浓度为 172ng/mL，远离治疗参考浓度范围 20~80ng/mL，已经出现了与症状相似的不良反应，遂对病人奥氮平服药剂量减半，血药浓度达到稳态后，复查奥氮平血药浓度为 54ng/mL，患者精神症状亦得到良好控制。所以通过血药浓度的监测，我们可以提高药物治疗的有效性。

五、血药浓度监测与不良反应

目前大多精神药物治疗靶点是多种神经递质，会引起不同程度的不良反应。如静坐不能、代谢异常、内分泌紊乱和体位性低血压等。如果定期进行血药浓度的测定，可降低不良反应的发生率。临床上笔者就碰过一名刚入院的精神分裂症患者，氯氮平治疗一次口服 25mg，一日 2 次，谁也不会想到这么低的剂量会引起严重的不良反应。但常规检查中发现血药氯氮平浓度达 800ng/mL，超过 350~700 治疗浓度，同时还出现白细胞减少的不良反应。医生根据患者的综合情况，调整了治疗方案，避免了不良事故的发生。有些精神药物治疗窗比较窄，如情感稳定剂碳酸锂，抗癫痫药物丙戊酸盐，它们的治疗浓度和中毒浓度非常接近，很容易引发严重的不良反应。使用这些药物时，一定要缓慢增加药物剂量，定期检测血锂和丙戊酸盐浓度。所以进行血药浓度的检测，可以有效提高药物治疗的安全性。

六、血药浓度监测与依从性

何谓"依从性"，简言之就是患者遵从医生医嘱的程度。精神患者担心"药物有毒""吃多了会长胖"，有些患者觉得服用精神药物有耻辱感，他们往往会自行减药或停药，从而增加了精神疾病的复发率和高住院率。当面对医生询问时，他们又矢口否定。医生为了了解真实情况，进行血药浓度测定，可以判定他们是不是按时，按量服药。案例：患者李某，女，23 岁。精神分裂症典型，诊断明确。用氯氮平治疗，起始剂量为 25mg/d，逐渐增至 200mg/d，持续 2 周，患者无缓解。临床医生在纠结是不是诊断不正确？选药不正确？还是患者属于超快代谢型，血药浓度达不到治疗水平？医生对疑问一个一个进行排查，请主任医生进行会诊，在确认诊断和治疗没问题以后，抽血进行了血药浓度和基因检测，血药浓度结果为 0，未见异常基因。改为肌注氯氮平，5 天后血药浓度为 412ng/mL，症状也得到明显控制。所以定期进行血药浓度检测，也就是进行依从性管理。

七、血药浓度监测与个体差异

精神药物在药代动力学方面个体差异很大。同种药品在相同剂量条件下，不同人服用后，血药浓度可能相差几倍，甚至高达 20 多倍。都是服用利培酮 6mg/d，有些患者血药浓度太低，仪器根本检测不出，达不到药物疗效；而有些患者高达几百，远超治疗浓度水平，出现了泌乳、性功能障碍等不良反应。是什么原因引发个体差异呢？

八、药物吸收过程的个体差异

吸收是指药物进入血液的过程，可受年龄，性别，胃液 pH 值，胃排空及肠蠕动等因素的影响。老年患者多数存在胃肠蠕动减少，肠上皮细胞接触药物的时间缩短，从而导致吸收减少；女性肌肉比例相对较低，脂肪比例相对较高，而精神药物大多为脂溶性药物，患者脂肪程度会影响药物吸收；服用氯丙嗪类、吩噻嗪类抗精神病药的患者如联合服用抗酸药可导致氯丙嗪类药血浓度下降 20%左右；咖啡因易与抗精神病药物结合形成不溶物，影响药物的吸收，导致血药浓度的降低。

九、药物分布的个体差异

药物分布是指已吸收的药物通过血流到达其作用部位的过程。由多种因素决定，药物脂溶性、血流量、血浆蛋白含量等。营养不良患者由于白蛋白水平相对较低，使药物－白蛋白结合率下降，而游离药物浓度相应增加，有些患者可成倍增加，可能出现药物中毒现象。联合用药时，因与蛋白亲和力不同，可导致亲和力低药物的血药浓度增加。阿司匹林可从蛋白结合部位置换出卡马西平，使卡马西平游离浓度升高，有中毒危险。精神药物必须透过血脑屏障进入中枢神经系统才能发挥作用，对于儿童患者，由于血脑屏障未发育完全，药物很容易进入中枢系统。与男性相比，女性体形更小，血容量减少，但体内脂肪储存量更多，同时女性雌激素/黄体酮会降低血浆蛋白中糖蛋白的水平，进入血脑屏障中的药物浓度更高。

十、药物代谢的个体差异

药物代谢是指药物在肝脏或小肠酶的介导下，生物转化为非活性或活性较低形式的过程。

众所周知，精神药物大多在肝脏经代谢酶（CYP450）代谢，根据药物代谢酶活性，可将患者分为超快代谢型、正常代谢型、慢代谢型和中间代谢型四种。其中超快代谢型患者血药浓度快速到达峰值后又快速下降，不利于疾病的治疗，是发生难治型精神病的重要原因之一；慢代谢型患者血药浓度缓慢到达峰值且在体内停留时间长不易排出，易引发不良反应。CYP450 同工酶有多种，CYP2D6，CYP1A2 和 CYP3A4 等，存在遗传特异性。

案例 1：男性，双向障碍患者，24 岁。容易激惹，情绪低落和高涨交替发作半年多。因情绪高涨，烦躁来就诊，医生联合氯氮平 100mg/d 右美沙芬治疗 3 天后，患者出现嗜睡、高热、肺炎。血药浓度检测结果发现氯氮平血药浓度高达 1800ng/mL，我们知道氯氮平具有嗜睡、吞咽困难等不良反应，吞咽困难引发肺炎，导致高热，经基因检测也证实了该患者为 CYP2D6 缺乏的慢代谢患者。多种生活习惯也可影响代谢酶活性，如吸烟对 CYP1A2 代谢酶有诱导作用，服用奥氮平的吸烟患者，血药浓度会降低；而喝酒会竞争 CYP2D6 代谢酶，抑制经 CYP2D6 代谢的药物的代谢，氯氮平患者喝酒会引起血药浓度的升高，增加了不良反应发生的风险。此外，饮食也会影响代谢酶活性，如西柚汁是小肠 CYP3A4 选择性抑制剂，鲁拉西酮与西柚汁同服，可能会增加药物暴露 5 倍左右，血药浓度明显升高。精神患者常处于多病共存现象，可能服用几种药物，有时药物之间存在相互作用，抑制或诱导了彼此的代谢，导致病情难以控制或中毒症状。

案例 2：女性，42 岁。精神分裂症，口服利培酮和阿立哌唑，最近出现头痛，头昏。进行血药浓度监测利培酮 48ng/mL，9－羟利培酮 166ng/mL，两者之和远超参考浓度 20~60ng/mL，已经达到警戒浓度 120ng/mL。查阅文献发现利培酮经 CYP2D6 代谢，而阿立哌唑是 CYP2D6 的抑制剂，导致了利培酮血药浓度的升高。代谢酶的活性和数量在药物的代谢中起了重要作用，稍不注意会造成严重后果。

十一、药物排泄的个体差异

药物排泄是指药物从体内消除的一系列过程。精神药物主要通过肝肾代谢消除，女性肝脏和肾脏的血流量低于男性，影响药物的排泄，使血药浓度升高。肝肾基础功能也会影响药物的排除，这也是医生在给药之前进行肝肾功能监测的重要原因。

十二、抗精神病药物进行监测的意义

由上可知，对精神药物实施血药浓度监测是调整用药剂量，优化治疗方案，提高治疗效果，评估患者依从性，减少不良反应，避免药物中毒的重要手段。我们知道，到目前为止已经陆续开发了130多种精神药物，如何选好、用好这些药物，达到疗效最好，不良反应最少，是精神疾病药物治疗所面临的一个重要问题，而药物浓度监测是解决这个问题的重要手段。

1．指导个体化给药

治疗用药应遵循"个体化"原则，即所用剂量必须因人而异，只有针对不同患者的具体情况制定出给药方案，才能使药物治疗安全有效。

2．诊断和处理药物过量中毒

可通过测定血药浓度判断是何种药物中毒，从而采用相应的抢救措施。

3．判断患者用药的依从性

患者在治疗过程常常存在自行停药，减量或超量用药的现象，通过血药浓度测定可以及时发现患者是否遵从医嘱用药。

4、评判联合用药的合理性：精神疾病是多病共存的慢性疾病，常有联合用药的情况，通过血药浓度测定，可了解药物的相互作用，指导正确用药。

十三、哪些人群需要监测药物浓度呢

（1）有中毒风险者：有些患者自诉"今天吃了一瓶药"。

（2）临床疗效缺乏者：有些患者已经用到最大剂量，症状也不见改善。

（3）药物依从性不佳者：有些患者不遵从医嘱，随意吃药。

（4）多病共存，接受其他治疗，有潜在药物相互作用。

（5）原发病表现与药物中毒表现相似者。

十四、所有精神药物都要进行血药浓度监测吗

神经精神药理学与药物精神病学协会对血药浓度的检测进行了等级推荐。目前临床上只对第一级和第二级推荐药物进行监测。

第一级：强烈推荐（19种），临床对照研究已证明了这些药物的血药浓度的作用。血药浓度在治疗参考浓度范围内时，药物起效或病情缓解的可能性最大。药物包括：锂盐、丙戊酸、卡马西平、苯巴比妥、苯妥英钠；阿米替林（去甲替林）、氯丙咪嗪（去甲氯丙咪嗪）、丙咪嗪（去甲丙咪嗪）、去甲替林、西酞普兰；氟哌啶醇、奋乃静、氟奋乃静、甲硫哒嗪、甲哌丙嗪、氨磺必利；氯氮平（去甲氯氮平）、奥氮平。

第二级：推荐（39种），是有文献报道了这药治疗参考浓度范围的价值，血药浓度监测可以增加治疗无效患者产生疗效的可能性。药物包括：多虑平（去甲多虑平）、马普替林、地昔帕明、三甲丙咪嗪；安非他酮（羟安非他酮）、艾司西酞普兰、氟西汀（去甲氟

西汀）、氟伏沙明、舍曲林、文拉法辛（去甲文拉法辛）、曲唑酮、度洛西汀、度硫平、米氮平、依他普仑、米那普仑、沃替西汀；氯丙嗪、氟哌噻吨、氟司必林、舒必利；利培酮（9－羟利培酮）、喹硫平、舍吲哚、溴哌利多、阿立哌唑（脱氢阿立哌唑）、齐拉西酮；拉莫三嗪、甲琥胺、奥卡西平、扑痫酮；多奈哌齐、丁丙诺啡、曲唑酮、美沙酮、左美沙酮。

第三级：监测有用（61 种），治疗参考浓度范围由获得批准的用药剂量下的血药浓度计算而来，与药效学相关的血药浓度尚未获得，或者仅基于血药浓度数据的回顾分析，个案报道或不系统的临床经验。

第四级：潜在有用（35 种），血药浓度与临床效应不相关，其原因可能是由于药物独特的药理学特性，如帕罗西丁，药物剂量改变一点，浓度改变很大，两者不成比例；或者用药剂量调整可直接依据临床症状进行，比如镇静催眠药

十五、如何解读监测结果

监测报告中会涉及两个关键的浓度，一是治疗参考范围，另一个是实验室警戒浓度。治疗参考浓度范围，是临床治疗效应最好，不良反应少，耐受性好，极少出现不良反应的药物浓度范围。这范围是精神疾病药理协会依据患者群体的研究资料确定，再结合我院患者具体情况做了微调制定的范围，不一定适用于所有患者，但95%以上的患者应适合。实验室警戒浓度是指超过此浓度，患者的不良反应增加，耐受性降低，出现不良反应或严重不良反应的可能性明显增加。实验室工作人员应立即报告临床医生、患者或患者家属，尽快采取医疗措施。我们是以治疗参考浓度上限的 2 倍确定该值。

当然，实验室每年会对该浓度的正确性进行验证，优化该浓度的临床意义。

当然，我们拿到血药浓度监测报告单时，不能单单从结果升高就判定为中毒，降低就判定为无效。应结合多方面的因素综合解释结果。

1. 采血时间

如果需要通过监测血药浓度调整给药剂量，通常需在早晨第一次服药前，此时测定的浓度反映了药物的谷浓度，即体内药物的最低有效水平，其他时间采血测定的值参考意义不大。如果需要判断是否为药物过量则可以随时采血。

2. 生活习惯

了解患者吸烟，喝酒等生活习惯，因为这些因素可能与药物发生相互作用影响血药浓度，导致误读检验结果，机械地进行加药，减药。

3. 身体状况

定期监测肝肾功能、血浆蛋白含量等指标。感染也会影响药物代谢，导致血药浓度升高，因此结合身体情况解读结果。

4. 联合用药

应询问患者病史，用药史。药物是否有相互作用来解释结果。

作者介绍

▶ **陈秋莹**

上海市浦东新区精神卫生中心（同济大学附属精神卫生中心）检验科医师

医学检验专业 5 年制本科、同济大学临床医学专业在读硕士

2019 年取得医学检验专业医师执业资格

擅长于血液学的细胞形态学检查、精神药物浓度监测。主持多项科研项目，发表核心期刊学术论文数十篇。

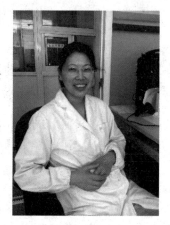

如何缓解我们的焦虑

一、总是担心小概率事件发生在自己身上

坐飞机时，总担心飞机会突然失事；坐电梯时，总担心电梯会发生故障；家人下班后若迟迟不归，又会莫名担心对方是不是遭遇了不测……

这本是对我们有利的一种自我保护机制，但当我们对身边的一些信号表现出过度担忧时，这样的自我保护机制就会使我们陷入焦虑。

这种焦虑的产生，也可能与我们小时候接受的教育有关。小时候，父母有时会为了简单快速地达到某种目的，会半劝说半恐吓地对我们说过这样的话："如果你不这样，你就会怎样。"比如"如果你不好好吃饭，以后就会长不高"之类。这样的教育方式就让我们把一些灾难性的后果与生活中的小事联系在一起。久而久之，便容易让我们形成这样的观念：小的行为会引发大的祸端。

解决方法：①了解你所担心事件的发生概率：首先了解该事件的发生概率；其次了解该事件的发生需要具备哪些条件；最后了解该事件发生之前所表现出的征兆。②把你的焦虑说出来：找一个靠谱的倾诉对象，他能把你的焦虑当作一件慎重的事情，给你一些安

慰性的信息，而不是当作一个荒唐的玩笑。③呼吸调节法。

你所担心的事情，百分之九十九都不会发生。很多灾难发生的概率比彩票中大奖的概率还要低；既然你从没指望通过买彩票中大奖，又何必总为那些基本不会发生的灾难而焦虑呢？

二、健康焦虑症，天天担心自己生病

有些人，身体上稍微出现一丁点的异常就担心自己身患疾病，还会把这些异常放到搜索引擎里搜索，然后再被自己搜索出来的结果吓得惶恐不安；怕自己年纪轻轻就身患绝症；怕自己的人生从此就毁在疾病上；怕自己的疾病给家人带来灾难性的打击……心理学上称之为"疑病症"。总是担心自己身患疾病，与我们平日里接受了过多的疾病类信息有很大关联。无论是社交平台（微信）还是网站，甚至是路边的小广告，都在向我们灌输健康方面的"知识"，这些所谓的"健康知识"给我们营造出了紧张的氛围，以至于身上每出现一点异常，我们的大脑就主动地去和那些所谓的"健康知识"对号入座。回忆一下你曾经担心的那些疾病，你会发现，这些疾病大多是从身边的各式广告上听来的，为了提升宣传效果，难免在宣传中有所偏颇，或是夸大后果，或是隐瞒一部分真相。这些不够客观的"健康知识"很容易钻进我们的内心，当我们身体出现了相同或相似的异常，这些不客观的"健康知识"就会主动冒出来，让我们过度担忧，引发持续焦虑。我们耳边时不时会听见一些疾病事例，如：某人经常感到乏力，去医院一查，尿毒症晚期。这些也会加重我们的焦虑。

解决方法：①身体不舒服，直接找医生，千万不能去搜索引擎里搜索，你会把注意力放在那些重症类的信息上，加重你的焦虑。

②养成定期体检的好习惯，第一时间发现潜在异常；帮你建立心理上的安全感。③接受科学的健康知识。

三、你总在羡慕别人的朋友圈吗

有一名患者来到我的诊室聊到朋友圈时她说："我现在都不敢刷朋友圈了，每刷一次，我就会郁闷一段时间，感觉自己的生活简直糟糕透了。"说着还把朋友圈给我看："医生你看，这里不是孩子有出息的，就是晒老公秀恩爱的，要不就是晒去哪里旅游了，吃什么大餐了，还有晒买车买房的。我们就是普普通通的家庭，生活都很平淡的，看到这些能不堵心吗？"

其实朋友圈里大多是精心营造的，未必是事实，即便是真的，我们也没有必要事事都拿来与自己的生活对比，更没有必要因此而焦虑。其实，这是一个恶性循环，不正确的对比会引发我们的焦虑，焦虑又会促使我们去展开一种不够理性的努力，结果我们在努力中"越努力反倒越焦虑"。在朋友圈营造出的虚假繁荣的刺激之下，我们会认为自己还不够好，自己的生活还在平均水平之下，我们会因此而感到焦虑，为了摆脱焦虑我们会努力地提升自己，以期达到朋友圈所反映出的朋友们的水平。

在没有达到朋友圈反映出的水平时，我们一直在努力，一直有"摆脱焦虑"的渴望。但恰恰是这种"摆脱焦虑"的渴望，令我们又产生了一种"二级焦虑"，也就是因为无法摆脱焦虑而产生的焦虑。

所以，我们越是"努力"地想摆脱焦虑，只会令焦虑变得更多，于是焦虑就会变得越来越严重，直到无时无刻不处在焦虑的状态中，而无法去做任何事，无法用心去体会和感受生活。

这一切的恶性后果，都是我们与朋友圈虚假繁荣的不恰当对比造成的。当然，这里的"朋友圈"只是一个笼统的概念，它包括了大众媒体、自媒体上的一切虚假繁荣。甚至电影、电视里反映出的虚假繁荣，也包含在其的范围之内。可以说，朋友圈里的生活只是一个理想的生活状态，我们大可不必与虚假繁荣的朋友圈作对比，要知道，我们在羡慕别人的时候，别人很可能也在羡慕我们。

生活就是这样，每个人都有自己的辛酸，也都有属于自己的幸福。我们完全没必要因为羡慕别人而焦虑，珍惜自己拥有的，你才能幸福。

四、让自己忙起来，哪还有时间胡思乱想

有这样一句话："忧愁从来不会在你展开行动时偷袭你，它总会在你头脑空闲时进攻。于是你开始天马行空、胡思乱想，想到各种可能发生的情况，扩大所有细枝末节。在这种时候，你的心像是空转的发动机，终将自我毁灭。"

的确如此，很多时候我们的焦虑不是因为别的，而是因为我们太闲了。克服这种焦虑最好的方法就是行动，用实实在在的行动让自己忙碌起来，焦虑自然而然地就会消失。心理学上把这种克服焦虑的方式称为"工作疗法"，这种工作疗法的原理就是通过工作活动，排除焦虑者的心理困扰。忙碌能很好地转移你的注意力，帮你减轻焦虑的症状。与此同时，大多数的忙碌都给了你一个和别人交流的机会，这能将你从自闭式的胡思乱想中解救出来，帮你重新恢复社会功能。忙碌还能使人体验到生活的意义，重建自尊与自信。在忙碌的工作中你逐步培养起劳动的习惯，劳动技能也得到了进一步的训练，这有助于增强你适应社会生活的能力。

方法：

（1）做家务：在家里，让自己忙碌起来的最好方式就是做家务。家务这种事情永远都做不完，只要你想去做，马上就能让自己忙碌起来。你可以尝试抛开洗衣机，用手洗衣物；你也可以到网上找一个菜谱，给自己或家人做几个精致的小菜；如果你有时间还可以给自己的房子来一次彻头彻尾的大扫除等。

（2）做一些新的尝试：现在一直都在提倡家庭 DIY，闲暇时光正好给了你充足的时间来尝试。女性可以像从前的人那样编织毛衣，编织围巾；男人可以动手修修家里的电器，把一些废品充分利用起来，做几样实用的家庭小物件。这些事看似毫不起眼，却能让你从点滴中获得满足和充实感，比你伸着懒腰躺在沙发上看电视要好得多了。

五、焦虑情绪的日常缓解方法

中国入世首席谈判代表龙永图问 20 多岁的白岩松："小白，你知道什么叫谈判吗？"白岩松回答道："不就是你们天天跟美国人拍桌子吵架吗？"龙永图则说："小白，谈判是双方妥协的艺术，任何单方面的赢都不叫谈判，那是征服，或者说是战争。"

其实，人的一生也是这样，生命是一场跟岁月的谈判，学会妥协才能双赢。但不懂这个道理的我们总是把人生当成了一场战争，想通过自己的努力来征服命运，这也是我们焦虑的一大原因。

有时在我们眼里，妥协是个彻头彻尾的贬义词，妥协就意味着将就，意味着堕落，意味着不思进取，意味着对时间和生命的浪费。所以我们总在和命运较劲。眼看着就要"奔三"了，但在爱情上仍然坚持"宁缺毋滥"的原则，坚持要找到一个完美爱人；创业屡屡碰壁，一家人的生活都因此而受到影响却还是不断地尝试；就连生活中与人交往也是这样，双方发生了摩擦，非要争你是我非，非要争是非黑白，最后，在理的还总是得理不饶人的……

越来越多的年轻人开始追求一种"不将就"的生活，但越是"不将就"，就越是焦虑。

其实，人生不是一成不变的，也不是一股脑儿地勇往直前就可以。人生是个一边做选择、一边不断与自己讨价还价的过程。有选择，有讨价还价就会有妥协，而善意的妥协可以是美好生活的源泉。

六、"我总担心孩子以后……"给养育焦虑找个解药

有个年轻妈妈曾调侃："自从有了孩子，我都快神经了，整天不是担心这个就是担心那个，生怕自己的孩子以后比别人差。"不少年轻家长在孩子的养育问题上越来越纠结，以致吃不好，睡不好，脾气也变得非常暴躁。这就是常见的"养育焦虑症"。孩子打一个喷嚏，就赶紧回想过去的一天里是不是让孩子受凉了。孩子感冒发烧，闭上眼睛就想会不会因此烧坏脑子？会不会烧成肺炎？恨不得自己变成一支温度计，24小时不休不眠地监测体温。孩子爱吃肉，担心他会不会太胖；孩子不爱吃肉，又担心他营养跟不上。孩子睡得晚了，担心影响孩子的生长发育；孩子睡得早了，就想今天孩子是不是不开心了。孩子在外边打人，担心孩子太暴力；孩子被打了，担心孩子不够勇敢……

家长之所以会越来越焦虑，就是因为他们对孩子的关注是间歇性的。孩子有了问题，就关注多一些；没有明显的问题，便关注得少。这样一来，家长们对孩子各方面的情况都缺乏一个宏观的掌控。

对于孩子该做什么，不该做什么，做得够不够，自己心里也没底。这份对孩子生长发育的不确信以及对孩子未来的担忧是导致他们焦虑的根源。担忧、焦虑的情绪会让父母产生压力，并且消耗父母体内的正能量，对孩子成长也带来了极其严重的负面影响。

解决方法：

（1）记住，孩子处于不停地变化中：父母们有必要时刻告诫自己：孩子们在成长，他们会向前发展，会有变化，会渐渐成熟，信任这一自然的过程十分重要。对于孩子现在不具备的品质，你现在看到的，不代表以后也会发生。孩子需要的是正确的引导，而不是父母无止境的恐惧与对未来的焦虑。

（2）不要对孩子的行为赋予歧义：父母们该提醒自己：孩子们在进步，而不是主观地将其行为做定论。孩子们在成长过程中不断地学习技能，父母竭尽全力帮助他们寻找到正确的方向，引导孩子做出准确的选择，不要一味担忧并纠结他们为什么会做出那么愚蠢的决定，甚至认为他们今后的人生也会如此。

（3）分清事实与推断：父母们没有权力将自己的思维、观念强加到孩子的身上，而有责任与孩子一同面对他的不足与缺陷以及尚未解决的问题。而不是父母通过自己的推断、想象等将情况扩大化，甚至引发更加离奇的臆想。

七、焦虑情绪的日常缓解方法

1. 坚持运动，让身心释放焦虑

坚持运动，既有助于人们释放身体中的紧张能量，又有助于人们释放心里的焦虑情绪。选择适合自己的运动，并长期坚持，将有助于人们积极心理的发展。

2．练习瑜伽，为你的身心减压排毒

瑜伽是一项有益的运动，能让人从烦躁不安的情绪中安静下来，也能让人跳出消极想法的限制，更好地迎接生活和工作中的挑战。经常进行瑜伽练习，可以为你的身心"排毒"，让你体内充满积极的能量。

3．感受音乐，让你的心不再焦虑

音乐可以刺激大脑皮层，使其兴奋，从而激发人的感情，消除人们由于各种因素而产生的紧张、焦虑情绪，提高人体免疫力。而且人们在听音乐的过程中，有助于抒发自己的情感，使身心都得到释放。听到节奏紧凑、情绪高昂的音乐，可能不自觉地跟随音乐唱起来，将自己的负面情绪通过唱歌的方式宣泄出来，使内心变得平静；当听到悲伤的音乐时，可能会随之落泪，借助眼泪将负面情绪宣泄出去；听轻松愉快的乐曲时，也会受到这种积极情绪的感染，从而使自己的情绪由阴转晴。在音乐的选择方面：消极悲观的人应多听激昂的、令人振奋的，从而在音乐中找到力量，增强信心；性格急躁的应多听节奏舒缓的乐曲，便于调整自己急躁的心态，克服焦躁的情绪。

4．净化心灵，用冥想祛除焦虑

冥想可以让我们的心灵平静下来，身体得以放松，从而感到异常的舒服。因此，借助冥想训练，让自己告别负面情绪，重新掌握自己的生活，焦虑的感觉也会慢慢消散。

5．关注饮食习惯，调节你的焦虑水平

健康的饮食习惯有助于患者控制焦虑情绪，而不平衡的饮食则会导致机体的功能失调，从而引发焦虑。因此，控制饮食，养成良

好的饮食习惯，是降低人体焦虑水平的有效方式之一。①保持食物的多样性。②适度饮食。③饮食结构要保持平衡。④多吃有益心脏的食物，如瘦肉、牛奶。⑤切忌狼吞虎咽要专心进食。⑥均衡营养，提高免疫力，可以适度补充蜂王浆、蜂王胎，增加抵抗力，多吃莴苣、菠菜、花椰菜等富含 B 族维生素的绿色蔬菜，补充人体叶酸含量，均可起到缓解焦虑的作用。

作者介绍

▶ 闵婕

上海市浦东新区精神卫生中心（同济大学附属精神卫生中心）心境障碍科主治医师、心理治疗师

从事精神科临床工作 15 年，擅长精神科常见疾病的诊断和治疗，尤其在心境障碍、精神分裂症等方面有丰富经验。

主持或参与区级和院级课题多项，发表中文期刊学术论文多篇。

参编《谈"欣"解"忧"话心境》等多部科普书籍。

您 "社恐" 了吗

"社恐"即社交恐惧症，也称社交焦虑障碍，是焦虑障碍的一种，是指对社交或公共场合感到强烈恐惧或忧虑，并因而竭力回避的一种心理障碍。其核心特征就是显著而持久地害怕在社交场合、公众面前可能出丑或陷入尴尬的场景。

社交恐惧症的年患病率发达国家高于发展中国家，且差异较大，为 0.5%~2%，美国高达 8%。2019 年发布的中国精神障碍流行病学资料显示，我国社交恐惧症的发病率为 0.4%，终身患病率为 0.6%。儿童青少年和成人的年患病率相仿，城市和农村的年患病率相仿，女性和男性的比例 1.5:1 至 2:1。

一、为什么女性发病率高于男性

1. 生理方面

女性肌肉力量比较弱，每个月都有特殊的几天，还会经历生育过程、有更年期问题，等等，容易激动体质，对新奇或者是抑制感感到害怕，这是易患焦虑的一个原因。有一些女性对焦虑特别的敏感，因为她们从心底里认为这是一个失控的表现，这让她们感到非常害怕。一个人是否对焦虑敏感，与她在儿童时期家长的教育方式有很大的关系。

2. 心理方面

女孩子从小就被要求顺从、听话、文静，孩子总是在做父母想做的事情，或者是充当一个父母的和解的角色。这让孩子习惯于顺应别人的这种感受和需求，而没有人关心她内心的需求。这种内在需求使孩子处在自我抑制和父母管教的长期矛盾当中，女孩子长大以后情感更细腻、敏感、爱面子、很要强。因此在面对困难和挫折的时候容易紧张不安。受不良的自我暗示的影响，缺乏安全感，对亲情、工作、外貌担忧，所以容易产生这种焦虑的情绪。另外就是父母的过度保护，也使女孩子们面对问题的时候，缺乏处理问题的能力，也会导致她更加的焦虑。

二、为什么发达国家高于发展中国家呢

一方面与发达国家的生活压力大、生活节奏更快有关系；另一方面，发达国家的人群对于心理健康的关注度会更高，他们能够更加及时地就诊，所以他们的诊断率更高。我国就诊率近几年比之前是高很多，但是仍比较低。有数据显示，"社恐"的治疗率也就在16.5%左右。

三、国内就诊率低的原因

公众对心理疾病的认识还是存在许多误解，很多人仍很难接受自己得了心理疾病，或者被人知道自己有心理问题，也就是所谓的"病耻感"。其实，很多心理疾病是一种因环境、个体、生物因素

共同导致的大脑内神经递质改变引起的疾病，它们是客观存在，也是可以治疗的疾病。及时就诊可以早期治疗，延缓疾病进展，减少对生活和社会功能的影响。

四、"社恐"一般多大年龄发病

社交恐惧症发病年龄早，一般起病于儿童中期，中位起病年龄为 10 岁，但就医年龄通常在青少年和成年早期。

五、什么情况下会被诊断"社恐"

社交焦虑障碍的诊断要点为有明显的害怕或回避会暴露于陌生人的场景，或者害怕尴尬、害怕丢脸的行为举止；患者会意识到害怕是过分的或不合理的，影响功能或引起明显的痛苦，并且不是由于其他疾病引起的。

目前公认的 DSM-5 对社交焦虑障碍的诊断标准如下：

（1）个体由于面对可能被他人审视的一种或多种社交情况时而产生显著的害怕或焦虑。例如，社交互动（对话、会见陌生人），被观看（吃、喝的时候），以及在他人面前表演（演讲时）。

［注：儿童的这种焦虑必须出现在与同伴交往时，而不仅仅是与成人互动时。］

（2）个体害怕自己的言行或呈现的焦虑症状会导致负性的评价（即被羞辱或尴尬，导致被拒绝或冒犯他人）。

（3）社交情况几乎总是能够促发害怕或焦虑（儿童的害怕或焦虑也可能表现为哭闹、发脾气、惊呆、依恋他人、畏缩或不敢在社交情况中讲话）。

（4）主动回避社交情况，或是带着强烈的害怕或焦虑去忍受.

（5）这种害怕或焦虑与社交情况和社会文化环境所造成的实际威胁不相称.

（6）这种害怕、焦虑或回避通常持续少于 6 个月.

（7）这种害怕、焦虑或回避引起有临床意义的痛苦，或导致社交、职业或其他重要功能方面的损害.

（8）这种害怕、焦虑或回避不能归因于某种物质（例如，滥用的毒品、药物）的生理效应，或其他躯体疾病。

（9）这种害怕、焦虑或回避不能用其他精神障碍的症状来更好地解释，例如惊恐障碍、躯体变形障碍或孤独症（自闭症）谱系障碍。

（10）如果其他躯体疾病（例如，帕金森病、肥胖症、烧伤或外伤造成的畸形）存在，则这种害怕、焦虑或回避是明确与其不相关或是过度的。

六、"社恐"的临床表现

成人主要表现为对社交场合的回避以及脸红、出汗、心跳加快等躯体症状。儿童青少年主要表现易回避社交活动或情境，包括在他人面前说话或表演、结识新儿童、与教师等权威人物交谈或以任何方式成为关注的焦点等。"社恐"儿童的社交技能并不一定差，但由于焦虑症状，患者可能在社交方面表现得很笨拙，如说话较少、声音小或者犹豫不定。

七、"社恐"对人的影响大吗

社交恐惧症通常隐匿起病，没有明显的诱因，第一次发作是在公共场所，以后则在类似的场所出现焦虑；也有少数患者在一次出丑的社交经历之后急性起病。该病的病程呈慢性化，且发作逐渐加重，回避性也逐渐增强。由于病程较长，因此痊愈常常较晚，一般在发病 25 年后痊愈。社交恐惧症常常和其他疾病共病，尤其情绪障碍多见；该病患者发生抑郁障碍的风险增加 3~6 倍。社交恐惧症是一种高度致残的精神障碍，它对社会功能和生活质量的影响在过去很大程度上被低估了。因此，如不能获得及时有效的治疗，患者的生活质量将受到极大的影响。

八、为什么有的人会"社恐"

社交恐惧症确切的病因和发病机制尚不明确。目前认为相关的因素有：

1. 遗传因素

恐惧症具有家族遗传倾向，尤其影响到女性亲属。双生子研究结果同样提示广场恐惧可能与遗传有关，且与惊恐障碍存在一定联系。

2. 神经生化因素

神经生化因素目前并未明确，许多研究的重复性较差。可能的机制包括去甲肾上腺素系统的功能亢进、5-HT 系统敏感性升高、下丘脑－垂体－肾上腺素（HPA）轴过度反应等。

3. 社会心理因素

过度关注和在意别人的评价是该症的基本认知因素。成年前的一些负性经历可能会导致社交恐惧的发生，如：父母婚姻冲突、父母过度保护或抛弃、儿童期虐待、儿童期缺乏与成人的亲近关系、儿童期频繁搬迁、学校表现差等因素均可能导致社交恐惧症。

九、 "社恐"需要与哪些疾病相区别

1. 回避型人格障碍

两者之间在回避行为上有类似之处，回避型人格障碍的核心恐惧也是他人的拒绝、嘲笑或羞辱，但是人格障碍的患者所针对的场景更为广泛；社交焦虑障碍患者则相对局限，且能认识到这种焦虑或担忧是过度的和不合理的。

2. 抑郁症

两者都可出现社交行为的减少，但抑郁症患者因情绪低落和动力不足所致，且除回避社交外，还有抑郁症的其他核心症状；"社恐"患者则主要由于为避免社交场合的预期焦虑而采取回避的行为。

3. 广场恐惧症

两者均存在对人多场合的恐惧和回避，但广场恐惧症患者所担忧的是在人多拥挤的场合出现危险时无法及时逃脱，即两者之间的主要区别在于焦虑的对象不同。

十、 "社恐"要怎么治疗

1. 药物治疗

研究证实多种类型的药物对社交焦虑障碍有明确的疗效。临床常用的药物包括：SSRIs 类抗抑郁剂、苯二氮□类，也可使用 β－阻滞剂、单胺氧化酶抑制剂、五羟色胺和去甲肾上腺素再摄取抑制剂（SNRI）、去甲肾上腺素及特异性五羟色胺能抗抑郁药（NaSSA）等，详见下表。

选择性五羟色胺再摄取抑制剂（SSRls）

社交恐惧的一线用药；疗效及耐受性好；每日一次用药；对共病抑郁、惊恐、广泛性焦虑障碍或强迫症均有效

其他新型抗抑郁剂

文拉法辛、米氮平等也有一定疗效

苯二氮䓬类

临床上广泛应用并在开放性试验中被报道有效；一般耐受良好；在某些患者中使用时要考虑药物依赖的可能及撤药反应（常用药物：氯硝西泮、阿普唑仑）

单胺氧化酶抑制剂（MAOIs）

研究中显示出高度有效性；但耐受性较差，且需要饮食限制；对一些共病抑郁、社交恐惧和惊恐等有效；对于难治的患者可以尝试

其他药物

加巴喷丁、丁螺环酮、安非他酮、托吡酯、普瑞巴林、非典型抗精神病药等均有研究报道有效。D 环丝氨酸被认为与暴露疗法联合使用有效

2. 心理治疗

（1）认知行为治疗：该疗法是目前最为常用的社交恐惧症的心理治疗方法，包括三种主要的认知行为技术，即暴露疗法、认知重建和社交技能训练。暴露疗法应从较低焦虑的场景开始，包括想象暴露与真实暴露两种形式；认知重建主要针对自我概念差、害怕别人负性评价的患者，与暴露疗法联合使用效果会更好；社交技能训练主要采用模仿、角色表演和指定练习等方式，帮助患者学会适当

的社交行为，减轻在既往恐惧的社交场合的焦虑。最近，虚拟现实技术的发展为社交焦虑障碍的治疗提供了新的暴露治疗途径，这种计算机模拟技术提高了暴露场景的真实感和可操作性。

（2）动力性心理治疗：虽然随着药物治疗和认知行为治疗的发展，该疗法不再像以前受欢迎和受关注，但动力性心理治疗能够识别出那些与社交焦虑和回避行为相关的潜意识冲突，通过对这些冲突的探索将使患者长期获益。

3．联合治疗

药物与心理治疗的联合对于急性期的治疗并没有显著优势，但对于长期预后可能有一定帮助。近年来，N－甲基－D-天冬氨酸受体激动剂D—环丝氨酸与暴露疗法联合治疗社交焦虑获得了初步成功，被认为是一种有前途的联合治疗方法。

十一、作为"社恐"孩子的家长能做什么

由于社交恐惧症病程较长，因此康复需要的时间也比较长，既需要患者的积极参与、专科医疗团队的干预，也需要家属的配合以及社区卫生中心的协调合作。对于有家族史、过度内向、负性自我评价、管教严厉、行为抑制、被过度保护的儿童及青少年，父母应调整教养方式，例如多给予鼓励及肯定，创造开放式的家庭环境和积极的社交条件，为患者提供心理支持，避免过度的惩罚性打击等。

十二、有没有什么办法可以预防"社恐"

由于社交恐惧症发病年龄较早，且患者往往存在一定的个性基础，因此该病的预防重点在于青春期前期的心理教育，以及对于敏

感人群的早期识别。对可能引起社交焦虑的因素有所意识，并针对性地进行社交技能的练习，指导某些社交技能欠佳的个体对某些重要场合的活动事先进行必要的准备，减少预期的紧张。

作者介绍

▶ **程小燕**

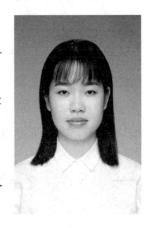

上海市浦东新区精神卫生中心（同济大学附属精神卫生中心）心境障碍科主治医师

从事精神和心理工作 6 年，擅长心境障碍及精神分裂症的诊疗

主持区级科研项目 1 项，主要研究方向：精神分裂症和抑郁症的奖赏机制。目前发表SCI 论文 1 篇、中文核心期刊 2 篇。

抑郁症的易感因素和预后

一、什么性格的人更容易患抑郁症

一些抑郁障碍发生的人格特征方面的研究认为，抑郁症患者存在病前人格的易感性。目前比较公认的研究结果认为，抑郁障碍和神经质、消极人格特征关系密切。也有人对中国人的抑郁易感性进行研究，认为存在以下几个特征的人抑郁障碍的易感性较高，即通俗地讲比较容易患抑郁症。

1. 敏感好胜

个体喜欢拿自己与比自己优秀的人进行比较，个体对他人的评价言论或肢体上的语言非常敏感，容易引起情绪上的焦虑或抑郁，情绪波动起伏较大。

2. 封闭防御

个体不想与外面世界接触，也不想与人沟通。个体内心基本不相信他人有善意行为，个体会表现出独来独往的生活习惯，即使需要与人沟通交流他们也只是形式化、表面化。

3. 自我专注

个体内心格局小且见识少，对人性和社会有着复杂认识，不能客观地看待周围环境。

4. 完美主义

个体做事胆小谨慎、认真细致、考虑周全、严谨刻板和追求完美，做事缺乏勇气和灵活性。

5. 退让顺从

个体与他人交往中表现出软弱，恐惧面对人际冲突[1]。

但是抑郁障碍和人格特征之间的关系尚未完全确定，上述结论仅供参考。如果发现自己有上述人格特点，也不要过于担心，只要在人际交往中加以注意，不断提醒自己加以改善就可以了。

二、是不是遭到生活打击的人更容易患抑郁症

现实生活中，抑郁症是一种发病率较高的精神疾病。抑郁症的病因尚未明确，主要和生物学因素、环境因素、心理因素等有关。"遭到生活的打击"属于社会心理因素当中的一部分，各种突然发生的负性生活事件，比如丧偶、离婚、家庭不睦、失恋、失业、自己或者家庭成员生了重病、重要的人突然病故等，都能够导致抑郁障碍的发生。尤其是当这些生活中不愉快事件长期持续存在，或者多种不良事件同时并存，会引起更加强烈的消极悲观情绪，这种情绪发生得越强烈，存在的时间越持久，抑郁障碍发生的可能性就越大，其中丧偶是与抑郁障碍关系最为密切的应激源。有研究发现人们经历一些可能危及生命的生活事件后 6 个月，抑郁障碍发病风险增加了 6 倍[2]，所以近期遭受生活打击的人们更应警惕患抑郁症风险。在日常生活中，我们也要给身边遭受这些事件的人更多的关心，

[1] 徐华春. 中国人抑郁易感人格的初步研究[D].西南大学，2009
[2] 王刚.抑郁障碍.陆林.沈渔邨.精神病学.第 6 版.北京：人民卫生出版社，2018:389-390

如果发现存在消极悲观情绪或行为，应及时寻求精神科医生或心理咨询师的帮助。

三、孩子学习压力太大，有些厌学，会不会是抑郁了

学习是一系列复杂的心理活动过程，此过程需要付出很大的心智努力，尤其是现代社会竞争激烈，在父母"望子成龙、望女成凤"的心理驱动下，孩子努力学习的过程经常会伴随高度的精神紧张，产生压力过大的感觉，久而久之必然会产生心理疲倦感。

同时，学习也是一个漫长的过程，并非一朝一夕就可完成，很多孩子从幼儿园开始，持续努力学习十几年，甚至更长，如果再伴随着极大的压力，多少都会产生一定的厌倦情绪。这一厌倦情绪如不能及时得到正确的疏导，一旦积压过多就会出现兴趣缺乏、成绩下降、情绪低落等表现，如此恶性循环便增加了患抑郁症的风险。

孩子出现厌学，家长首先应该注意教育方法是否得当？是否给孩子过大的压力？是否对孩子的期望值超过了孩子的实际能力？孩子对自身能力的认识和定位是否不清？在学校和学习过程中是否遇见困难等，如果存在上述问题，家长应及时调整自己的教育方法，帮助孩子排除困难，走出困境？从厌学到抑郁症的发生是有很长的发展过程的，只要及时处理，就可以避免其发展为抑郁症。如孩子已经出现严重的抑郁症状，则应及时就医，必要时可进行心理咨询，以免意外发生。

四、躁狂症是什么

精神运动性兴奋俗称武疯子，其表现和躁狂发作类似，但根据其病因和表现，有以下一些区别：

1．躯体疾病所致的精神障碍

如甲状腺功能亢进可出现轻躁狂状态，但情感并非真正高涨，而以焦虑、情绪不稳为主，并常伴有原发躯体病症状和体征。

2．脑器质性精神病

很多脑器质性精神病如麻痹性痴呆、老年性精神病可出现躁狂状态，但往往有智能障碍，情感并非高涨，而是以欣快为主。

3．中毒性精神病

某些药物如皮质激素、异烟肼、阿的平等中毒可引起躁狂状态。躁狂症与中毒性精神病区别，可根据用药史，用药时间、剂量与发病关系，停药或减药后渐趋好转等进行鉴别。另外，中毒性精神病往往还伴有不同程度的意识障碍。

五、产后抑郁能预防吗

首先产后抑郁是在分娩后的第一周出现的明显的抑郁症状或典型的抑郁发作。之所以会出现产后抑郁，其一同分娩后血中激素水平剧烈变化有关；其二是心理社会因素，包括产妇人格特征、分娩前心理准备不足、产后适应不良、产后早期心绪不良、睡眠不足、照顾婴儿过于疲劳、产妇年龄小、夫妻关系不和、缺乏社会支持、家庭经济状况、分娩时医务人员态度、婴儿性别和健康状况等等；其三是如果家族里有人患有抑郁症或者精神疾病也是重要的危险因素。产后抑郁的母亲往往不能有效地照顾好婴儿，患者会感到自责自罪，严重者甚至会伤害婴儿。有研究显示既往有抑郁史者产后抑郁概率为25%，既往有产后抑郁史者再生产的产后抑郁概率为50%。所以女性生产后注重身体健康的同时也要关注自己的情绪健康，作为产妇的家属不应突然懈怠，更应关注产妇的情绪变化，给予足够的照顾，并分担孩子的养育工作，使产妇保持健康的身体状态及愉悦的心情，从而预防产后抑郁的发生。如果产妇出现情绪起伏波动过大，烦躁易怒、兴趣缺乏、悲观自责应及时带产妇进行心理咨询或至精神科门诊治疗。

六、怎样防止抑郁症复发呢

为了防止病情复发，除了按照医嘱足程足量服药，定期复诊进行巩固治疗以外，也可以从自身出发，做一些改变。比如，要保持良好的情绪状态，日常生活中尽量避免不良生活事件对自身的影响，总结适合自己的情绪调节方法，学会自我调节。在疾病缓解期进行心理疏导及治疗，改变患者不适当的认知、思考或行为习惯。生活方式中注意保持充足的睡眠，避免过度劳累，注意劳逸结合，注意生活的规律性。多接受阳光及进行体育锻炼对于抑郁症患者的恢复十分有利，对于舒缓心情、释放压力有着良好的效果。

心理治疗和社会支持系统对预防本病复发也有非常重要的作用，应尽可能解除或减轻患者过重的心理负担和压力，提高患者应对能力，并积极为其创造良好的环境，以防复发。正视抑郁症，相信抑郁症患者通过正确的治疗能够恢复健康，重拾信心，拥抱希望，重新拥有属于自己的那片蓝天。

七、同样是抑郁症为什么吃的抗抑郁药没有效果

抑郁症的病因目前尚不能完全明确，但科学家认为这种疾病与大脑中的 5－羟色胺能系统有关。这在很大程度上是因为选择性 5－羟色胺再摄取抑制剂（SSRI）类药物能够提高神经元连接处神经递

质 5-羟色胺的水平，帮助缓解许多抑郁症患者的症状。然而，临床中仍有近 30%的抑郁症患者对 SSRI 类药物治疗无应答，因此不免有郁郁寡欢的患者发出"同样是抑郁症为什么我吃的抗抑郁药没有效果"的疑问。

有科学团队研究发现，与健康对照和药物治疗应答组相比，药物治疗无应答患者来源的五羟色胺能神经元表现出神经突生长和形态的改变，无应答组的神经元比应答组的神经元投射更长，这些异常的特征可能会导致大脑某些区域的神经元交流过多，而其他区域的神经元交流不足，从而改变五羟色胺能回路中的交流。通俗地讲就是无应答组存在 SSRI 类药物无法修复的五羟色胺能神经元系统紊乱，这可能导致了抑郁症患者对 SSRI 的耐药性。

作者介绍

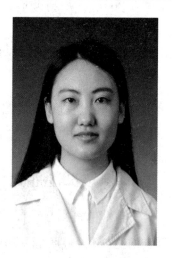

▶ 刘革亚

上海交通大学医学院精神病与精神卫生学专业硕士

上海市浦东新区精神卫生中心暨同济大学附属精神卫生中心老年精神科主治医师。

从事精神科医师工作 8 年，擅长双相情感障碍、抑郁障碍、焦虑障碍、睡眠障碍、痴呆的诊断及治疗。

我爱我，爱生命，爱健康

随着社会的发展，人们对于健康的追求已不仅仅局限在躯体的健康，心理健康越来越受重视。然而当代大学生依然普遍缺乏对心理健康知识的了解，同样也缺乏对自己心理问题的认识，因心理问题休学、退学的大学生不断增多，自杀、凶杀等恶性事件也时有发生。为引导大学生关注自身的心理健康，从 2004 年起，教育部、团中央、全国学联办公室向全国大学生发出倡议，把每年的 5 月 25 日确定为"全国大学生心理健康日"[1]。"5·25"取谐音"我爱我"，提倡大学生爱自己，珍爱自己的生命，才能更好地关爱他人。

一、什么是心理健康

我国专家针对我国大学生群体的年龄、文化水平、心理特征及社会角色特征，提出了大学生心理健康的标准：①智力正常；②情绪稳定；③意志健全；④人格完整；⑤正确认识与悦纳自我；⑥人际关系和谐；⑦社会适应良好；⑧心理行为符合大学生的年龄特征[2]。但是个体无法在每一个时刻都达到这几条标准。《中国大陆心理健

---

[1] 5·25 大学生心理健康日的来历[J]. 四川邮电教育.2007,(2)：25.

[2] 刘佳编. 大学生心理健康实用教程[M]. 西安：陕西科学技术出版社，2020.08.

康标准研究十年的述评》提出，"个体的心理是个统一的整体，由于整体并不等于部分的机械之和，某个部分的损坏也并不意味着整体功能的破坏，一些心智方面存在缺陷的个体，如果得到成熟平稳的情感意志过程的控制，也是完全可能保持心理健康状态和适应生活的。"心理健康的标准给了我们一种衡量心理健康状态的方式，更给了我们一个保持心理健康的目标[1]。

二、大学生常见心理问题有哪些

（1）适应障碍；（2）心境障碍：包括抑郁发作、躁狂发作和双相情感障碍；（3）包括焦虑障碍：社交恐惧症、惊恐障碍、广场恐惧症和广泛性焦虑障碍等；（4）睡眠障碍；（5）强迫症；（6）创伤后应激障碍；（7）人格障碍；（8）精神分裂症等。

需要重视的是，从 2019 年年底开始新型冠状病毒肺炎（COVID-19）在全球迅速蔓延。2020 年 1 月 30 日世界卫生组织宣布 COVID-19 疫情为国际关注的突发公共卫生事件。为了阻断 COVID-19 疫情向校园蔓延，根据高校疫情防控要求，高校所在区域发生本土疫情，学校可实行封闭管理，采取线上教学活动[2]。生活环境、生活方式及学习模式的改变、无法正常参与社交活动、对疫情的担忧等导致大学生群体在应对疫情时抑郁、焦虑等情绪反应变得越来越常见。

---

[1] 章锋云主审；刘书瑜，冉红琼，刘志国编著；王雪儿插画. 身边的心理故事 大学生心理健康教育读本 第 2 版[M]. 重庆：重庆大学出版社，2018.07.
[2] 闫春梅，毛婷，李日成.新冠肺炎疫情封闭管理期间大学生心理健康状况及影响因素分析.中国学校卫生

三、大学生出现心理问题时，常见的几种错误的应对方式

（1）物质滥用：如吸烟、喝酒甚至毒品滥用；

（2）网络成瘾：沉迷玩手机、玩游戏、看视频、浏览网页等；

（3）购物成瘾；

（4）进食不良：克制饮食、过分运动、滥用减肥药、泻药等；

（5）自伤行为：如掐、咬、烫、割等引起疼痛和流血，让情绪稳定下来。

其中网络成瘾在我国大学生中呈明显上升趋势，总发生率高达10.7%[1]。网络成瘾是指由于过度使用网络而导致人们出现明显的社会功能障碍、心理损害的一种现象。属于成瘾行为所致障碍的一种，而成瘾行为所致障碍是指与化学物质（如成瘾性物质）无关的一种成瘾形式，特点为反复出现的、具有强迫性质的冲动行为，尽管成瘾者深知此类行为所产生的不良后果，但仍然执意坚持，从而对躯体、心理健康甚至社会安全产生不良影响。需要说明的是，网络成瘾与网络依赖的概念类似，暂未发现有人特殊之处之间的不同，因此也常常互用。

有研究发现，大学生网络依赖已成为影响大学生学业的主要原因之一[2][3]。并且男生网络依赖的发生率明显高于女生。其具体的危

[1] 刘奕蔓,李丽,马瑜,梁忠环,孙在福,崔久岗,刘政义,赵非一,付强强.中国大学生网络成瘾发生率的 Meta 分析[J].中国循证医学杂志,2021,21(01):61-68.

[2] 周小燕，许峰，魏晓丽，等.延安市大学生网络成瘾现状及心理健康分析[J].中国健康心理学杂志， 2015, 23(10): 1506-1508.

[3] 赵笑颜,胡晓斌,张梦菌,孙易蔓,赵庆革,杨文亮.兰州市大学生网络成瘾与抑郁的关系[J].中国学校卫生,2012,33(10):1179-1181.

害主要表现在以下几方面：

1．影响人的身体健康

有研究显示，过度使用网络和网络成瘾的大学生食欲减退、消化不良、胃肠功能障碍、疲劳无力、心慌、视力下降、关节僵硬、肌肉酸痛、头痛头晕、易疲劳等症状明显增多，对眼和耳、呼吸系统、心血管系统、消化系统、肌肉和骨骼系统神经系统等的健康有明显不良影响。

2．影响人的心理健康

过度使用网络和网络成瘾与大学生心理障碍的发生有密切的关系。过度使用网络和网络成瘾的大学生有更多的心理健康问题，如孤独、抑郁、焦虑、敏感、紧张，甚至有过轻生念头。它们还导致网络使用者与真实世界的隔离，他们以牺牲真实世界中的人际关系为代价来发展虚拟的、脆弱的网络人际关系。过度使用网络和网络依赖对心理健康的不良影响可总结为对认知的不良影响，对情感的不良影响，对人际交往的不良影响等几个方面[1]。

3．影响学业

一项对 360 名大学生的研究显示，大学生网络依赖与加权平均成绩之间呈显著负相关关系，与挂科门数之间呈显著正相关关系[2]。另一项对 538 名"95 后"大学生的调查显示，网络依赖、人际交往与学业倦怠之间均存在显著正相关。进一步的模型拟合结果可以看

---

[1] 王辉. 过度使用网络和网络成瘾对大学生网络身心健康的影响现状分析及对策探讨[D].苏州大学,2009.
[2] 向珂莹.大学生网络成瘾对学业的影响研究——以贵州 X 高校为例[J].开封教育学院学报,2019,39(05):185-186.

出，网络成瘾与人际交往都对学业倦怠有一定的预测作用，网络成瘾也能够通过影响人际交往，进一步影响学业倦怠[1]。网络成瘾的学生通常没有明确的学习目标，缺乏学习兴趣和学习动机，整天浑浑噩噩，沉迷于虚拟的网络世界，无心学业，这就导致他们学习成绩差、挂科、重修，甚至休学、退学等。

4. 诱发犯罪

很多网络行为需要大量金钱付出，如果在正常渠道无法满足其对上网的金钱付出时，就可能诱发他们采取非法的手段获取上网需要的费用。另外，在一项针对 3000 名青少年的调查问卷的研究中，研究者发现青少年的网络成瘾问题极易引发危险人格并进一步导致重复犯罪，具有网络成瘾的青少年更多吸收的是网络信息而非现实生活中的场景，这导致青少年的认知发展出现畸形，进而引发犯罪心理[2]。

我国目前使用的网络成瘾诊断标准出自陶然教授团队，其症状学标准为长期反复不以工作和学习为目的使用网络，且症状符合以下要求：①对使用网络有强烈的渴求；②减少或停止网络使用后会出现戒断症状（包括周身不适、易激惹、注意力不集中、烦躁等症状）；③为了满足感增加网络使用时间；④对使用网络的时间不能自我控制；⑤固执地使用网络，不顾后果的危害性；⑥为了网络减少或放弃其他社交、娱乐活动；⑦将网络使用作为逃避问题或缓解不良情绪的方式。诊断必须具备①和②条症状及后 5 条症状中的任

[1] 高峰,杨东峰,杨春婧,冯海龙,王楠.95 后大学生网络成瘾、人际交往与学业倦怠的关系[J].牡丹江师范学院学报(哲学社会科学版),2017(01):129-134.
[2] 张绮.网瘾与青少年犯罪：青少年沉迷网络游戏的犯罪心理识别[J].网络安全技术与应用,2021(12):159-161.

意 1 条。病程标准为平均每天连续使用网络时间＞6 小时且符合症状标准行为≥3 个月。严重程度标准为日常生活和社会功能受损（如社交、学习或工作能力方面等）[1]。

针对当前大学生网络依赖越来越明显的问题，目前的主要干预手段可以归纳为以下三种：药物疗法、心理疗法和综合疗法。

（1）心理疗法：心理疗法是目前应用最多的针对网络依赖的治疗方法，有认知行为疗法、团体治疗、家庭治疗、现实治疗、替代递减疗法、个体化心理治疗计划等。其中认知行为疗法是最常用的心理疗法，这是一种有结构、短程、认知取向的心理治疗方法，其主要着眼点放在被治疗者不合理的认知问题上，通过改变其对己、对人和对事的看法与态度来改变心理和行为问题。不仅教授患者学习新的应对技巧和防止复发的方法，还教授患者监控自己的想法，识别那些触发成瘾感觉和行为的因素[2]。据报道，认知行为疗法治疗网络成瘾的典型频率为 8~12 次，持续 45~120 分钟/次。YOUNG[3]提出认知行为疗法治疗网络成瘾的方法包括三个阶段。在第一阶段，行为修正以逐渐减少网络成瘾者在网上花费的时间；在第二阶段，认知疗法被用来解决网络成瘾者中经常存在的否认现象，并消除为过度使用网络提供正当理由的合理化现象；第三阶段为减少危害疗法，用于识别和治疗导致强制性互联网使用的并存问题。

[1] 陶然,黄秀琴,王吉囡,刘彩谊,张惠敏,肖利军,姚淑敏.网络成瘾临床诊断标准的制定[J].解放军医学杂志,2008(10):1188-1191.

[2] 王长虹,冀紫阳,李晏.网络成瘾的病因及应对策略研究进展[J].新乡医学院学报,2018,35(12):1139-1142.

[3] YOUNG K S.CBT-IA: the first treatment model for internet addiction［J］. J Cogn Psychother，2011，25（4）：304- 312.

（2）药物疗法：Przepiorka 等[1]对目前网络成瘾治疗药物的有效性进行了评估，结果显示，抗抑郁药、抗精神病药、阿片受体拮抗剂、谷氨酸受体拮抗剂及兴奋剂在改善网络依赖和减少网络使用时间上有一定的积极效果，但使用时务必谨慎。

（3）综合疗法：这是一种在认知行为疗法的基础上将其他心理治疗、药物疗法、物理治疗等手段结合的方法。

当前在网络依赖的治疗手段上，主流趋势是采取以心理治疗为主，药物治疗和物理治疗为辅的干预措施。

四、大学生出现心理问题时，正确的应对方式

社会作为一个复杂的体系，大学生在参与的过程中，会受到各种刺激，在这一过程中，大学生如果无法正确认识到自身所表现出的问题及存在的不足，就难以有效处理各类问题，从而出现各种心理健康问题。为了促进心理健康发展，大学生心理调节能力自我培养的重要性便凸显出来，具体可以通过以下方式来进行。

1. 学会用积极、向上、发展的眼光看待现实中的各种不良现象与问题

大学生无论拥有怎样的生活背景、经历及性格特点，其在日常生活学习过程中都会出现一定的问题，一旦出现问题。大学生要逐渐学会自我调节，用更加积极、乐观的心态来分析问题，并通过更加灵活的方式来应对自身所面临的各种问题。

---

[1] Przepiorka AM, Blachnio A, Miziak B, et al. Clinical approaches to treatment of Internet addiction ［J］. Pharmacol Rep. 2014,66(2):187-191.

2. 正确看待现实中的各种竞争

社会的快速发展在给大学生带来更多发展机遇的同时，也给大学生带来了各种压力。因此，在面临压力的过程中，大学生应该及时调整自身的心态，积极参与到竞争之中。同时，大学生在面对竞争的过程中，也必须逐步认识到竞争中确实存在着不公平、不合理的情况，为了减少不公平竞争对自身的影响，需要明确自身的竞争优势所在，学会发挥优势，弥补不足，有效提升自身的竞争优势。

3. 保持良好心态与正确的行为方式

正确看待自己的学习、工作、生活中的不良遭遇。我们生存于一个十分复杂的社会环境中，我们的工作、学习、生活都要受各种社会关系与因素的影响和制约。因此，人生中遇到一些挫折、失败、打击或不公正的待遇也是不可避免的，关键是要采取正确的方式去对待，要能够正确地分析其原因，吸取教训，然后想方设法地去改变、战胜它。

4. 应当学会利用多种形式自我放松，缓解自身的心理压力

倾诉法：通过身边的朋友，来倾诉自己的不满情绪，或者诉说心头疑惑的问题。把自己的不满、犹豫、难处说出来，当心中的困惑说出来之后，这种情绪也就随之宣泄出来了，有利于快速释放自己的心理压力。发泄法：有时不愿意倾诉，那么就可以选择户外运动，通过运动，在流汗的过程中，体会那种舒适感，就连心情也得到了放松，可以有效缓解压力。

5. 寻求支持

寻求社会支持，包括家庭、同学朋友、辅导员和老师等；当以上支持不能帮助恢复心理健康时，应积极寻求专业帮助，主动、积

极、及时地到学校心理咨询机构进行心理咨询，必要时还应到相关医院进行专业的诊治。不必对心理健康问题产生"污名"化，心理疾病只是众多疾病中的一种，不受意志掌控的，应该勇于揭露自己的真实情况，积极与他人接触，加强与他人的沟通与交流，为其他群体了解自己提供渠道，拉近与他人之间的距离，在沟通和交流中改变自身对心理健康问题的看法和认知，降低心理疾病污名。同时也能让他人在了解真实情况后对疾病后果的严重性和原因的可控性有正确的认识，有效降低他人对心理疾病的污名程度和自我污名程度。

五、怎样做可以减少心理问题

（1）规律作息，建议早睡早起，每日保证7~8小时的睡眠时间有益于心理和大脑的健康；

（2）远离烟酒，长期的吸烟或饮酒对情绪有破坏作用，严重时会形成烟瘾或酒瘾；

（3）培养兴趣爱好，有研究发现，拥有个人兴趣爱好的人更容易保持心理健康；

（4）学习调节情绪的方法，可以帮助我们缓冲学习和生活的压力，提高心理弹性；

（5）培养处理人际关系的能力，可以促进人际交往，促进身心健康；

（6）学会求助，遇到困难时不必独自承受，及时向身边信任的亲人、朋友、老师求助。

人生中的每一种历练、每一次跨越都需要内心的能量和机智，当一个人的心理变得强大、宽厚而坚毅时，生活、学习、工作中的一切困难就能迎刃而解。"5·25大学生心理健康日"，关注心理健康，关爱自我，珍惜生命，愿每个学生都能保持健康的心理状态。

作者介绍

▶ 张琪

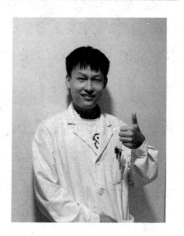

硕士研究生

上海市浦东新区精神卫生中心（同济大学附属精神卫生中心）心境障碍科医师

擅长抑郁症、双相情感障碍等精神科常见疾病的诊断和治疗。参与多项科研项目，发表学术论文多篇。

▶ 孙喜蓉

主任医师、教授、国家二级心理咨询师

上海市浦东新区精神卫生中心(同济大学附属精神卫生中心)业务院长、党总支委员，浦东新区优秀学科带头人

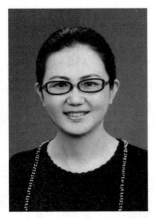

上海市浦东新区医学会精神医学专委会主任委员

上海市中西医结合学会精神疾病专委会副主任委员

上海市医师协会精神科医师分会副会长

上海市中医药学会脑病分会常务委员

上海市心理卫生学会第六届理事会理事

西部精神医学协会物理诊疗专委会副主任委员

中国中医药研究促进会精神卫生分会常务委员

中国女医师协会心身医学与临床心理学专委会委员

中国医师协会精神科医师分会物理治疗工委会委员

上海市医学会精神医学专科分会委员

上海市医学会行为医学专科分会委员

上海市女医师协会医学科普专委会委员

上海市医院协会精神卫生中心管理专委会委员

从事精神科二十余年，擅长精神科常见疾病的诊治，尤其在抑郁障碍、双相情感障碍等的诊治及 rTMS 治疗有很独特的见解。承担局级以上科研项目十余项，先后在国内外核心期刊上发表论文四十余篇，主编或参编《临床药物治疗学》等 8 部，专利 8 项。

双相情感障碍：一个"天才"的疾病

1853 年的 3 月 30 日天才画家凡·高出生在荷兰南部。凡·高在他生命中不到十年的艺术生命里画出了近千幅作品，这对于一个油画家来说，其创作量几乎是不可想象的。而且，一大批画作都是精美绝伦的传世之作。然而，就是这样一位著名的天才一生也经受着双相情感障碍的折磨。为了提高公众对双相情感障碍的认识，传递科学的治疗理念，故将凡·高的生日也就是每年的 3 月 30 日作为世界双相情感障碍日。事实上，并非只有凡·高才独有此病，很多著名才子也不幸患上了双相情感障碍，比如杰克·伦敦、弗吉尼亚·伍尔芙、茨威格、海明威、西尔薇亚·普拉斯、三岛由纪夫、川端康成、海子……因此许多人又称双相情感障碍为"天才"的疾病。

让我们一起来了解双相情感障碍吧。2011 年 WHO 发起的心理健康调查计划显示，全球双相情感障碍的终身患病率为 2.4%，我国有 840 万左右双相情感障碍患者。双相情感障碍也称躁郁症，是既有躁狂或轻躁狂发作，又有抑郁发作的一类常见精神疾病。需要注意的是这里的躁狂和轻躁狂发作与抑郁发作不是 2 个独立疾病，而是同一疾病的两个阶段，躁狂发作是双相情感障碍的标志性特征。主要的表现有：

1. 心境高涨

极兴奋的同时也容易被激怒。

2. 思维奔逸

个体的思维比语言表达的频率更快，且能在不同话题之间快速转换，有时候因为想法塞满脑子以至于难以表达。

3. 活动性增多

变得极为健谈，语速快，且话语内容夸张；自尊膨胀，伴随冲动行为。

4. 睡眠需求减少

长时间高效率工作还不觉得累，不需要或只需很少的睡眠。

抑郁发作是双相情感障碍的另一大特征。双相障碍中的抑郁发作期的症状往往与单相抑郁症的相似，临床上难以区分。患者在抑郁发作时，也会表现出心境低落、丧失兴趣和活动性减弱等抑郁表现。而只有情绪低落的时候，他们才会有求助的念头，而正是因为大部分患者都是在抑郁期就医，双相障碍很容易被误诊断为抑郁症。因此，当你察觉到身边的朋友或亲人有抑郁的症状时，也要留意他是否出现过（轻）躁狂的症状。令双相情感障碍患者最痛苦的是，他们的抑郁和躁狂是交替发作的，可能你会看到他们在某段时间特别兴奋，兴奋到觉得自己是人间的主宰。有时他们又特别抑郁，难过到不想再继续活下去。每次发作症状往往持续相当时间（躁狂发作持续 1 周以上，抑郁发作持续 2 周以上），并对患者的日常生活及社会功能等产生不良影响。而兼具躁狂和抑郁状态的发作被称为"混合发作"。双相情感障碍患者的心境在极度高涨和极度低落两个极端来回变化，时而感到飞入"世界之巅"，精力过剩，无所不能；

时而感到坠入幽暗低谷，疲惫不堪，绝望无助。患者形容自己的情绪就像"过山车"一样。

由于复杂性和隐蔽性等特点，双相情感障碍在早期识别和诊疗都有一定难度，因此，对于双相情感障碍诊断就显得尤为重要，其中有一部分患者只有躁狂或者轻躁狂发作，则认为不能算是双相情感障碍。这就要说一说双相情感障碍的诊断标准，依据《中国精神障碍分类与诊断标准》第3版（CCMD-3）和国际疾病分类第10版精神与行为障碍一章（ICD-10）诊断标准，既往没有抑郁发作，仅有单次躁狂或轻躁狂发作，诊断为"躁狂发作"，而2次及以上复发性躁狂或轻躁狂（无论是否有抑郁发作）则诊断为"双相情感障碍"。在日常医疗中，已很少使用单相躁狂或复发性躁狂这一诊断，而是将所有躁狂症病例归入双相情感障碍中，因为几乎所有躁狂发作患者最终都会经历抑郁发作，而且他们很多重要临床特征及有双相情感障碍家族史都类似于双相情感障碍，同样对心境稳定剂治疗有效。此外，研究也发现单相躁狂、复发性躁狂与双相情感障碍存在共同的病因及发病机制，基于此临床治疗方面也无差异性。因此，《美国精神障碍诊断与统计手册》第5版（DSM-5）及即将公布施行的国际疾病分类第11版（ICD-11）诊断标准均将躁狂发作纳入双相情感障碍Ⅰ型，不论患者在躁狂发作之前或之后是否有轻躁狂发作或抑郁发作；有轻躁狂及抑郁发作诊断为双相情感障碍Ⅱ型；若仅有轻躁狂发作，既往无抑郁发作，则考虑其他特定的双相及相关障碍，也属于双相情感障碍范畴。

关于双相情感障碍的病因目前尚不明确，可能的因素主要表现在以下几个方面：

1．环境因素

比如像社会心理因素，像人在一生的不同阶段，可能会出现各种各样的生活事件，包括婚姻状况的改变，或者是丧偶，都有可能诱发双向情感障碍。

2．遗传因素

家系调查发现，双向情感障碍患者的一级亲属中双向情感障碍的发病率较正常人高数倍，血缘关系越近，患病概率越高。父母中有人患双向情感障碍时，子女患此病的概率要明显高于其他人。

3．非遗传性的先天因素

有一部分人可能没有家族史，但是依然会有这个病发生，往往追溯到母亲怀孕的时候，或者是它在婴幼年期可能出现分离焦虑，或者在他童年期、青少年期，出现不良的生活事件，都可以导致双向情感障碍的发生。

4．应激生活事件

生活事件，尤其是一些不良的生活事件，比如像恋爱或者是婚姻状况的改变，失恋了，或者是受挫受打击了，或者是一些丧偶，丧失亲人，这些都可以引起双向情感障碍的发病。

5．生物学因素

患者存在中枢神经递质代谢异常和相应受体功能改变，神经内分泌功能失调，主要是下丘脑－垂体－肾上腺皮质轴和下丘脑－垂体－甲状腺轴的功能失调。并且上述因素彼此相互作用，共同导致疾病的发生和发展。

针对双相情感障碍的治疗方面，目前双相情感障碍以综合治疗、个性化治疗及长期治疗为原则，治疗手段主要为药物治疗，同时辅以物理治疗和心理康复治疗。双相情感障碍的药物治疗主要以情感稳定剂为主，如抗躁狂药碳酸锂和抗癫痫药（丙戊酸盐、卡马西平、拉莫三嗪等），对于有明显兴奋躁动的患者，可以合并抗精神病药物，包括经典抗精神病药氟哌啶醇、氯丙嗪和非典型抗精神病药奥氮平、喹硫平、利培酮、齐拉西酮、阿立哌唑等。严重的患者可以合并改良电抽搐治疗。对于难治性患者，可以考虑氯氮平合并碳酸锂治疗。治疗中需要注意药物不良反应和相互作用。对于双相情感障碍患者，原则上不主张使用抗抑郁药物，因其容易诱发躁狂发作、快速循环发作或导致抑郁症状慢性化。对于抑郁发作比较严重甚至伴有明显消极行为者、抑郁发作在整个病程中占据绝大多数者以及伴有严重焦虑、强迫症状者可以考虑在心境稳定剂足量治疗的基础上，短期合并应用抗抑郁药，一旦上述症状缓解，应尽早减少或停用抗抑郁药。目前双相情感障碍药物治疗分期包括：

（1）急性治疗期：目的是控制症状、缩短病程，一般情况下需要 6~8 周的时间。

（2）巩固治疗期：目的是防止症状复燃，促进社会功能的恢复。药物剂量与急性期相同。一般抑郁发作的巩固治疗时间为 4~6 个月，躁狂或混合发作为 2~3 个月。如无复燃，可转入维持期治疗。在此期间可以配合心理治疗，以防止患者自行减药或停药。

（3）维持治疗期：目的在于防止复发，维持良好的社会功能，提高患者生活质量。在此期间可在密切观察下适当调整治疗方案。

物理治疗方面，对于严重抑郁，有强烈自伤、自杀行为或明显自罪自责，极度兴奋躁动、冲动伤人的患者可以采用改良电抽搐（MECT）治疗。但应适当减少药物剂量。目前新型物理治疗方法还包括：重复经颅磁刺激治疗、迷走神经刺激、脑深部电刺激、光照治疗等。

联合心理治疗：可以有效降低双相情感障碍患者疾病复发率，减少住院次数和药物使用量，提高患者社会功能和治疗依从性。心理治疗的方法包括：心理教育干预、认知行为治疗、家庭中心治疗、人际与社会和谐治疗等。双相障碍的治疗目标，不仅仅是控制病情，更要关注预防复发、社会功能的康复和生活质量。当患者康复、准备出院时，以下建议能帮助他们尽快恢复原有的社会技能，为尽早回归家庭、社会做好准备。①学习疾病基本知识，正确认识疾病。②摆脱患者角色，不因病依赖他人，姑息自己、迁就陋习。③尽量多接触周围环境，恢复朋友往来。④不愉快时找朋友交谈，扩大交友范围。⑤不把问题硬往心底里压，必要时找心理医生倾诉。⑥用正常人的标准要求自己，充当正常人家庭及社会角色。⑦从小事做起，发展社会交往能力。⑧主动利用休养闲暇时间培养一些兴趣爱好，学习一些有益的技能，为自己走向工作岗位打下基础。⑨参加必要的职业培训。⑩坚持服药，预防复发。

最后，针对目前已经患有双相情感障碍的患者及其家属，给予以下提示：

（1）观察双相情感障碍患者的病情是否稳定，主要为以下几个方面：①对疾病认识是否动摇或缺乏。②睡眠时间。③生活能力、工作效率是否下降。④是否出现情绪症状，如情绪低落、高涨、焦虑等。

（2）服药期间定期复查血常规，生化（血糖、血脂异常），甲状腺功能，关注内分泌紊乱（催乳素升高、性激素水平异常、性功能异常、月经紊乱）、心电图，监测血药浓度等。如使用碳酸锂等药物，需观察有无恶心、腹泻等不适，注意药物不良反应症状。

（3）按医嘱按时、按量服药，妥善保管药物，防止丢失、误服或者过量服用。观察药物不良反应，如：锥体外不良反应（动作缓慢或者运动不能、流涎、双眼上翻、斜颈、吐舌、反复来回地走动等），镇定作用（多睡和白天嗜睡）等。

（4）养成良好的生活习惯，保证睡眠充足，避免饮酒、喝浓茶或者咖啡等刺激性饮料。

（5）家庭护理中，家属应与患者的沟通技巧，接纳患者、理解患者，给予支持，沟通中避免简单、生硬、否定或无所谓的态度，尽量不要使用"你不要……你不应该……、你为什么会这样……等等"。并且沟通话题选择一些患者感兴趣或现阶段关心的问题，鼓励引导回忆以往愉快的经历和体验，如出现分歧要耐心听取患者的感受。

（6）营养方面要注意以下几点：①遵循平衡膳食、合理营养的饮食基本原则。②适量进食，以保持适宜的体重。每天的膳食应包括谷薯类、蔬菜水果类、畜禽肉蛋奶类、大豆坚果类等食物。③谷物摄入以全谷类为主，保证充分的 B 族维生素的摄入。④适量食用深海鱼，以增加 omega-3 的摄入。⑤坚持日常身体活动，每周至少进行 5 天中等强度、累计 150 分钟以上，主动性身体活动最好每天6000~10000 步。适当的日晒可以获取维生素 D。⑥日常零食可多选择发酵乳品、坚果、新鲜水果等。避免食用富含饱和脂肪酸的食物及膨化食品，例如，肥肉、动物油脂、汉堡、薯条。忌食过量辛、辣、腌、熏类，酒类、咖啡、浓茶等有刺激性食物，及过度加工的食品。⑦服药期间禁止吸烟、饮酒，以免降低精神科药物的疗效及增加药物不良反应。

著名心理学家、心理咨询师卡尔·罗杰斯曾描述过一个场景作为结尾："我记得我小时候，家里把冬天吃的土豆储存在地下室的一个箱子里，距离地下室那个小小的窗户有好几英尺。生长条件相当差，可是那些土豆芽竟然发芽了——很苍白的芽，比起春天播种在土壤里时长出的健壮的绿芽是那么的不同。这些病弱的芽，居然长到两三英尺长，尽可能地伸向窗户透进光线的方向。他们这种古怪、徒劳的生长活动，正是我所描述的趋向的一种拼死的表现。它们也许永远无法长大成株，无法成熟，永无可能实现它们实有的潜能，但是即使在如此恶劣的生长条件下，它们也要拼死地去成长。生命不知道屈服和放弃，即便它们得不到滋养。"

作者介绍

▶ 刘美玲

硕士研究生

上海市浦东新区精神卫生中心（同济大学附属精神卫生中心）心境障碍科医师

擅长精神科常见疾病如抑郁障碍，焦虑障碍，精神分裂症等的诊断和治疗。参与多项课题研究，发表多篇论文。

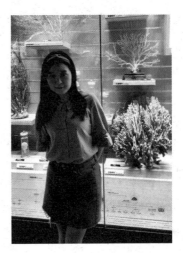

▶ 孙喜蓉

主任医师、教授、国家二级心理咨询师

上海市浦东新区精神卫生中心（同济大学附属精神卫生中心）业务院长、党总支委员，浦东新区优秀学科带头人

上海市浦东新区医学会精神医学专委会主任委员

上海市中西医结合学会精神疾病专委会副主任委员

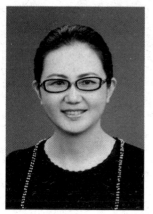

上海市医师协会精神科医师分会副会长

上海市中医药学会脑病分会常务委员

上海市心理卫生学会第六届理事会理事

西部精神医学协会物理诊疗专委会副主任委员

中国中医药研究促进会精神卫生分会常务委员

中国女医师协会心身医学与临床心理学专委会委员

中国医师协会精神科医师分会物理治疗工委会委员

上海市医学会精神医学专科分会委员

上海市医学会行为医学专科分会委员

上海市女医师协会医学科普专委会委员

上海市医院协会精神卫生中心管理专委会委员

从事精神科二十余年，擅长精神科常见疾病的诊治，尤其在抑郁障碍、双相情感障碍等的诊治及 rTMS 治疗有很独特的见解。承担局级以上科研项目十余项，先后在国内外核心期刊上发表论文四十余篇，主编或参编《临床药物治疗学》等 8 部，专利 8 项。